中医执业医师资格考试表格速记

吴春虎　李　烁　主　编

阿虎医考研究组　**组织编写**

中国中医药出版社
·北　京·

图书在版编目(CIP)数据

中医执业医师资格考试表格速记/吴春虎,李烁主编.—北京:中国中医药出版社,2021.1
(执业医师资格考试通关系列)
ISBN 978-7-5132-6360-3

Ⅰ.①中… Ⅱ.①吴… ②李… Ⅲ.①中医师-资格考试-自学参考资料 Ⅳ.①R2
中国版本图书馆CIP数据核字(2020)第151085号

中国中医药出版社出版

北京经济技术开发区科创十三街31号院二区8号楼
邮政编码 100176
传真 010-64405721
保定市西城胶印有限公司印刷
各地新华书店经销

开本 787×1092 1/32 印张 15.75 字数 375千字
2021年1月第1版 2021年1月第1次印刷
书号 ISBN 978-7-5132-6360-3

定价 72.00元
网址 www.cptcm.com

答 疑 热 线 010-86464504
购 书 热 线 010-89535836
维 权 打 假 010-64405753

微信服务号 zgzyycbs
微商城网址 https://kdt.im/LIdUGr
官方微博 http://e.weibo.com/cptcm
天猫旗舰店网址 https://zgzyycbs.tmall.com

如有印装质量问题请与本社出版部联系(010-64405510)
版权专有 侵权必究

前　言

执业医师资格考试是行业准入考试，是评价申请医师资格者是否具备从事医师工作所必需的专业知识与技能的考试。其特点是考点覆盖面广、涉及科目多、难度要求高，所以每年总通过率往往不足30%。因此，在成为一名医生之前，执业医师资格考试是一道必须通过的难关。

欲过此关，首先要做到知己知彼。

知彼　执业医师考试涉及科目众多，跨越中医基础、临床各科、伦理法规等多个方面。考试题量大、时间紧，许多没有提前进行过模拟试卷演练的考生甚至来不及做完。

知己　国家规定医学生本科毕业后一年方可报考执业医师资格考试，而此时多数考生已进入临床工作或研究生阶段，临床、科研工作繁重，复习时间紧张。如果没有高度总结、重点突出的复习资料,很可能在复习中面面俱到,投入的时间不少,却难以提高成绩。因此,一本系统、简炼的参考书非常重要。

针对上述情况,我社作为国家中医药管理局中医师认证中心大纲、指导用书的指定出版社,在紧扣 2020 版大纲的最新要求、潜心研究历年真题的基础上,特为广大考生编写了这本《中医执业医师资格考试表格速记》。该书的特色如下:

去粗取精 市面上多见的执业医师资格考试辅导书厚如砖头,其中40%的内容是很少甚至从不出题的知识点。本书大胆地删去这些大纲虽然要求但很少出题的内容,标出出题率高的考点,为考生节省复习时间。

全文表格 本书用表格的方式归纳整理考试内容,使考点有序整齐,文字精炼,重点词突出,方便考生记忆。并将重要考点的表格标题标色加星,以突出整个表格的重要性,局部内容的重要性则将局部文字标色,让考生一目了然。

小巧便携 本书设计为口袋本,方便考生随身携带,随时翻阅,充分利用碎片时间，见缝插针，积少成多，记下每一个考点，最终敲开执业医师的大门。

希望本书能够陪伴各位考生在执业医师资格考试的备考之路上顺利前行，马到成功。更希望各位考生在未来的职业生涯中不断求索，勇攀高峰。

目　　录

第一篇　中医基础理论 …………………………………………………………… 1

第一单元　中医学理论体系 ………………………………………………… 3

第二单元　阴阳学说 ………………………………………………………… 4

第三单元　五行学说 ………………………………………………………… 5

第四单元　五脏 ……………………………………………………………… 7

第五单元　六腑 ……………………………………………………………… 10

第六单元　精、气、血、津液 ……………………………………………… 12

第七单元　经络 ……………………………………………………………… 16

第八单元　病因 ……………………………………………………………… 19

第九单元　发病 ……………………………………………………………… 20

第十单元　病机 ……………………………………………………………… 22

第十一单元　防治原则 …… 25

第二篇　中医诊断学 …… 27

第一单元　望诊 …… 29
第二单元　望舌 …… 40
第三单元　闻诊 …… 47
第四单元　问诊 …… 49
第五单元　脉诊 …… 59
第六单元　八纲辨证 …… 62
第七单元　气血津液辨证 …… 62
第八单元　脏腑辨证 …… 65

第三篇　中药学 …… 79

第一单元　中药的配伍 …… 81
第二单元　中药的用药禁忌 …… 82
第三单元　中药的剂量与用法 …… 83
第四单元　解表药 …… 84

第五单元	清热药	87
第六单元	泻下药	92
第七单元	祛风湿药	94
第八单元	化湿药	96
第九单元	利水渗湿药	97
第十单元	温里药	99
第十一单元	理气药	100
第十二单元	消食药	101
第十三单元	驱虫药	102
第十四单元	止血药	103
第十五单元	活血化瘀药	105
第十六单元	化痰止咳平喘药	108
第十七单元	安神药	111
第十八单元	平肝息风药	112
第十九单元	开窍药	114

第二十单元　补虚药 …………………………………………………… 115
第二十一单元　收涩药 …………………………………………………… 120
第二十二单元　攻毒杀虫止痒药 ………………………………………… 122
第二十三单元　拔毒化腐生肌药 ………………………………………… 122

第四篇　方剂学 ……………………………………………………… 123

第一单元　总论 …………………………………………………………… 125
第二单元　解表剂 ………………………………………………………… 126
第三单元　泻下剂 ………………………………………………………… 128
第四单元　和解剂 ………………………………………………………… 129
第五单元　清热剂 ………………………………………………………… 130
第六单元　祛暑剂 ………………………………………………………… 132
第七单元　温里剂 ………………………………………………………… 133
第八单元　表里双解剂 …………………………………………………… 134
第九单元　补益剂 ………………………………………………………… 135
第十单元　固涩剂 ………………………………………………………… 138

第十一单元	安神剂	140
第十二单元	开窍剂	141
第十三单元	理气剂	141
第十四单元	理血剂	143
第十五单元	治风剂	144
第十六单元	治燥剂	146
第十七单元	祛湿剂	147
第十八单元	祛痰剂	151
第十九单元	消食剂	152
第二十单元	驱虫剂	153
第二十一单元	治痈疡剂	153

第五篇　中医内科学 …………………………………………………………… 155

第一单元	肺系病证	157
第二单元	心系病证	162
第三单元	脑系病证	165

第四单元	脾胃病证	169
第五单元	肝胆病证	175
第六单元	肾系病证	179
第七单元	气血津液病证	182
第八单元	肢体经络病证	189

第六篇　中医外科学 … 191

第一单元	中医外科疾病辨证	193
第二单元	中医外科疾病治法	194
第三单元	疮疡	195
第四单元	乳房疾病	201
第五单元	瘿	203
第六单元	瘤、岩	205
第七单元	皮肤及性传播疾病	207
第八单元	肛门直肠疾病	214
第九单元	泌尿男性疾病	219

第十单元　其他外科疾病 ·· 222
第十一单元　周围血管疾病 ·· 224

第七篇　中医妇科学　229
第一单元　绪论 ·· 231
第二单元　女性生殖器官 ·· 231
第三单元　女性生殖生理 ·· 232
第四单元　月经病 ·· 233
第五单元　带下病 ·· 242
第六单元　妊娠病 ·· 243
第七单元　产后病 ·· 247
第八单元　妇科杂病 ··· 251

第八篇　中医儿科学　257
第一单元　儿科学基础 ··· 259
第二单元　新生儿疾病 ··· 263
第三单元　肺系病证 ··· 264

| 第四单元 | 脾系病证 | 270 |

第五单元　心肝病证 ………………………………………………… 276

第六单元　肾系病证 ………………………………………………… 281

第七单元　传染病 …………………………………………………… 284

第八单元　虫证 ……………………………………………………… 288

第九单元　其他疾病 ………………………………………………… 289

第九篇　针灸学 293

第一单元　经络系统 ………………………………………………… 295

第二单元　腧穴的主治特点和规律 ………………………………… 297

第三单元　特定穴 …………………………………………………… 298

第四单元　腧穴的定位方法 ………………………………………… 302

第五单元　十四经腧穴 ……………………………………………… 304

第六单元　毫针刺法 ………………………………………………… 322

第七单元　灸法 ……………………………………………………… 324

第八单元　内科病证的针灸治疗 …………………………………… 325

第九单元　妇儿科病证、骨伤科病证的针灸治疗 ·········· 337

第十篇　诊断学基础 ·········· 341
第一单元　症状学 ·········· 343
第二单元　检体诊断 ·········· 351
第三单元　实验室诊断 ·········· 364
第四单元　心电图诊断 ·········· 373

第十一篇　内科学 ·········· 375
第一单元　呼吸系统疾病 ·········· 377
第二单元　循环系统疾病 ·········· 384
第三单元　消化系统疾病 ·········· 398
第四单元　泌尿系统疾病 ·········· 405
第五单元　血液系统疾病 ·········· 408
第六单元　内分泌及代谢疾病 ·········· 414
第七单元　结缔组织病 ·········· 422
第八单元　神经系统疾病 ·········· 424

第九单元　常见急危重症 …………………………………… 428
第十二篇　传染病学 ………………………………………… 433
　　第一单元　病毒感染 …………………………………………… 435
　　第三单元　细菌感染 …………………………………………… 448
第十三篇　医学伦理学 ……………………………………… 455
第十四篇　卫生法规 ………………………………………… 461
附录　中医经典 ……………………………………………… 469
　　第一单元　内经 ………………………………………………… 471
　　第二单元　伤寒论 ……………………………………………… 475
　　第三单元　金匮要略 …………………………………………… 478
　　第四单元　温病学 ……………………………………………… 483

第一篇

中医基础理论

第一单元 中医学理论体系

考点 中医学理论体系的主要特点

特点	具体内容		
整体观念	人体是一个有机的整体		
	人与自然环境、社会环境具有统一性		
辨证论治	病、证、症		①病——疾病。②证——证候。③症——症状和体征
	辨证论治的概念	辨证	①分析四诊所收集的资料、症状和体征。②辨清疾病的病因、性质、部位，邪正之间的关系。③概括、判断为某种性质的证
		论治	根据辨证结果，确定相应的治疗方法
	同病异治		同一疾病可因人、因时、因地不同，出现不同的证型，采用不同的治法
	异病同治		不同的疾病在发展过程中出现性质相同的证型，采用同样的治疗方法

第二单元 阴阳学说

考点 阴阳学说的基本内容 ★

基本内容	概念	举例
对立制约	互相斗争、互相制约、互相排斥	寒者热之,热者寒之;阴胜则阳病,阳胜则阴病
互根互用	相互依存、相互为用	孤阴不生,独阳不长;阴阳离决,精气乃绝
交感互藏	相互感应而交合、相互作用、包含	天地氤氲,万物化醇;男女构精,万物化生
阴阳消长	对立双方的增减、盛衰、进退	阴消阳长,阴长阳消
阴阳转化	在一定条件下向其相反的方向转化	重阴必阳,重阳必阴;寒极生热,热极生寒
常考选句:天地者,万物之上下也;阴阳者,血气之男女也;左右者,阴阳之道路也;水火者,阴阳之征兆也;阴阳者,万物之能始		

考点 阴阳学说在中医学中的应用

在组织结构和生理功能方面的应用★

阴阳分类	脏腑分阴阳	昼夜分阴阳
阳中之阳	心	上午
阳中之阴	肺	下午
阴中之阴	肾	前半夜
阴中之阳	肝	后半夜
阴中之至阴	脾	

第三单元　五行学说

考点 五行学说的概念

五行归类★

自然界						五行特性	人体					
五味	五色	五化	五气	方位	季节		五脏	五腑	五官	形体	情志	五声
酸	青	生	风	东	春	木曰曲直	肝	胆	目	筋	怒	呼

续表

自然界						五行特性	人体					
五味	五色	五化	五气	方位	季节		五脏	五腑	五官	形体	情志	五声
苦	赤	长	暑	南	夏	火曰炎上	心	小肠	舌	脉	喜	笑
甘	黄	化	湿	中	长夏	土爱稼穑	脾	胃	口	肉	思	歌
辛	白	收	燥	西	秋	金曰从革	肺	大肠	鼻	皮	悲	哭
咸	黑	藏	寒	北	冬	水曰润下	肾	膀胱	耳	骨	恐	呻

考点 五行学说的基本内容

分类	概念	举例
相生	五行之间有序的递相资生、助长和促进的关系	木→火→土→金→水→木
相克	五行之间存在着有序的递相克制、制约的关系	木→土→水→火→金→木
制化	五行中一行亢盛时,必然随之有制约,防止亢而为害	
相乘	相克太过,超过正常的制约程度(太过、不及)	木乘土,土乘水,水乘火,火乘金,金乘木

续表

分类	概念	举例
相侮	反向制约和克制（太过、不及）	木侮金，金侮火，火侮水，水侮土，土侮木
母病及子	五行中一行异常，影响其子行，导致母子两行皆异常	肝病及心
子病及母	五行中一行异常，影响其母行，导致母子两行皆异常	肝病及肾

第四单元　五脏

考点　五脏的生理功能与特性★

脏	特性	生理功能	生理意义
心	①心为阳脏。②心气下降	主血脉	①心气充沛，推动血液运行。②心有生血作用
		藏神（主神志）	心为五脏六腑之大主，君主之官

续表

脏	特性	生理功能	生理意义
肺	①肺为华盖。②肺为娇脏。③肺气宣降	主气,司呼吸	①主呼吸之气。②主一身之气(生成宗气、调节全身气机)
		主行水	肺为水之上源
		朝百脉,主治节	通调水道
脾	①脾气上升。②喜燥恶湿。③脾为孤脏	主运化	脾为气血生化之源,运化水谷和水液
		主统血	脾气统摄血液在脉中运行
肝	①肝为刚脏。②肝气升发	主疏泄	①促进血液和津液的运行。②促进脾胃运化和胆汁分泌排泄。③调畅情志。④促进男子排精和女子行经
		主藏血	①涵养肝气。②调节血量。③濡养筋目
肾	①主蛰守位。②肾气上升	藏精,主生长发育生殖与脏腑气化	肾具有贮存、封藏精的生理功能;肾精、肾气促进机体生长发育与生殖功能成熟
		主水	有赖于肾阳气化
		主纳气	保持吸气的深度,防止呼吸表浅

考点 五脏之间的关系 ★

五脏	两者/三者之间的关系	五脏	两者/三者之间的关系
心、肺	血液运行，呼吸吐纳	肺、脾、肾	水液代谢
心、肾	水火既济、精神互用、君相安位	肝、脾	疏泄与运化的相互为用、藏血与统血的相互协调
心、肝、脾	血液运行	肝、肾	精血同源，藏泄互用
肺、脾	气的生成、水液代谢	肺、肝	气机升降
脾、肾	肾为先天之本，脾为后天之本	肺、肾	金水相生

考点 五脏与五体、五官九窍、五志五神、五液和季节的关系 ★

五脏	五体	外华	五官九窍	五志	五神	五液	季节
肝	筋	爪	目	怒	魂	泪	春
心	脉	面	舌	喜	神	汗	夏
脾	肉	唇	口	思	意	涎	长夏

续表

五脏	五体	外华	五官九窍	五志	五神	五液	季节
肺	皮	毛	鼻	忧（悲）	魄	涕	秋
肾	骨	发	耳及二阴	恐	志	唾	冬

第五单元 六腑

考点 六腑的生理功能与特性、五脏与六腑之间的关系 ★

腑	别称	生理功能	特性	与五脏关系（表里关系）
胆	①中正之官。②中精之府	贮藏和排泄胆汁；主决断	胆气主升，性喜宁谧	肝：分泌胆汁，肝主疏泄；胆：贮藏胆汁，胆主决断
胃	①水谷之海。②太仓	主受纳水谷；主腐熟水谷	胃气通降，喜润恶燥	脾胃：纳运相成，升降相因，燥湿相济

续表

腑	别称	生理功能	特性	与五脏关系（表里关系）
小肠	受盛之官	主受盛化物 主泌别清浊 小肠主液	升降相因，清浊分别	心：心火下降，保证小肠化物； 小肠：泌清保证心血充足
大肠	传道之官	主传化糟粕 大肠主津	以降为顺，以通为用	肺：肺司呼吸，有赖于大肠通畅； 大肠：主传导主津，有赖于肺气肃降
膀胱	①津液之府。 ②州都之官	汇聚水液 贮存和排泄尿液	司开阖	肾：主水司开阖，控制膀胱开阖； 膀胱：开阖有度则贮尿、排尿正常
三焦	①决渎之官。②中渎之腑。③孤府	通行诸气，运化水液（三焦气化）	上主纳，中主化，下主出	

第六单元 精、气、血、津液

考点 气 ★

气的运动	基本形式：升、降、出、入	
	脏腑之气运动规律：升已而降、降已而升，升中有降、降中有升	
气的功能	推动作用	①推动人体的生长发育。②推动脏腑经络组织器官的功能活动。③推动津液的生成、输布和排泄
	温煦作用	温暖全身
	防御作用	防御外邪入侵并驱逐侵入体内之病邪
	固摄作用	固护统摄体液
	中介作用	气能感应传导信息以维持机体的整体联系

气的分类

分类	概念	组成		功能
元气	原气（人体生命活动的原动力）	先天之精化生的先天之气		①推动和调节人体的生长发育和生殖机能。②推动和调控各脏腑、经络的生理活动
宗气	胸中之气	脾胃运化的水谷精气	肺吸入之清气	行呼吸，行血气，资先天
营气	运行于脉中、具有营养作用的气			化生血液，营养全身
卫气	行于脉外、具有保卫作用的气			防御外邪，温养全身，调控腠理

考点 血

血的生成	生化之源		①水谷之精化血。②肾精化血
	与血生成相关的脏腑	脾胃	脾胃运化水谷精微所产生的营气和津液是其主要物质基础
		心肺	营气和津液上输心肺，与肺吸入之清气结合，心阳温煦，化赤为血
		肾	肾藏精生髓，精髓化生为血；肾精化生元气，促进脾胃运化助血生成

血的功能		①濡养作用：营养和滋润全身。②化神作用：为机体精神活动的主要物质基础
血的运行	影响因素	①气的推动、温煦、固摄。②脉道通畅无阻。③血液的质量。④病邪
	影响血液运行的相关脏腑 心	心气推动血液在脉中运行，为基本动力
	肺	肺气宣发肃降，调节气机，助心行血
	肝	肝主疏泄并主藏血，调节血液循环与血液量的平衡
	脾	脾主统血而使血在脉内运行，防止其溢出脉外

考点　津液

津液的生成		①脾主运化。②小肠主液。③大肠主津
津液的输布	肺气	宣降以行水
	脾气	输布散津液
	肾气	蒸腾气化水液
	肝气	疏泄促水行
	三焦	决渎利水道

续表

津液的排泄	汗液和呼气	在肺之宣发和呼吸的作用下排出体外
	尿液的形式	在肾气作用下排出体外
	粪便的形式	在大肠作用下排出
津液的功能	滋润濡养	滋润皮毛、肌肤、眼、鼻、口腔，濡养内脏、骨髓及脑髓
	充养血脉	是组成血液的主要成分，化生血液，滋养、滑利血脉

考点 精、气、血、津液之间的关系

气与血、气与津液的关系

	两者关系		具体概念	举例
气与血	气为血帅	气能生血	血的生化过程离不开气化	治疗血虚病证时配合益气药
		气能行血	气行则血行，气滞则血瘀	治疗血行瘀滞时配合补气药
		气能摄血	气使血循于脉中，依赖于脾气统血	治疗大出血时用益气固脱法
	血为气母	血能养气		血足气旺
		血能载气		气随血脱

续表

	两者关系	具体概念	举例
气与津液	气能生津	气是津液化生的动力	
	气能行津	液的输布排泄依赖气的升降出入	
	气能摄津	气对津液具有固摄作用	
	津能载气	津液是气的载体,液的流失会使气损	气随汗脱;吐下之余,定无完气
	津能生气	脏腑阳气蒸腾温化,津液化生为气	

第七单元 经络

考点 十二经脉 ★

十二经脉的走向规律

起始经脉	走向	相交部位	交接经脉
手之三阴经	从胸走手	手指末端	交手三阳经

续表

起始经脉	走向	相交部位	交接经脉
手之三阳经	从手走头	头面部	交足三阳经
足之三阳经	从头走足	足趾末端	交足三阴经
足之三阴经	从足走腹	胸腹腔	交手三阴经

十二经脉的交接规律

经脉	交接部位
相表里的阴经和阳经	四肢末端
同名手足阳经	头面部
异名手足阴经	胸部

十二经脉的表里关系、流注次序

表里关系	足太阳与足少阴为表里	手太阳与手少阴为表里
	足少阳与足厥阴为表里	手少阳与手厥阴为表里
	足阳明与足太阴为表里	手阳明与手太阴为表里
流注次序	肺大胃脾心小肠,膀肾胞焦胆肝肺	

考点 奇经八脉

分类	基本功能
任脉	总任一身之阴经,称"阴脉之海"与女子妊娠有关,有"任主胞胎"之说
督脉	总督一身之阳经,称"阳脉之海",与脑、脊髓、肾又有密切联系
冲脉	调节十二经气血,称"十二经脉之海",又称"血海",同妇女的月经有关
带脉	约束纵行的诸脉主司带下固护胎
阴跷脉、阳跷脉	濡养眼目、司眼睑开合和下肢运动
阴维脉、阳维脉	阴维脉的功能是"维络诸阴";阳维脉的功能是"维络诸阳"

第八单元　病因

考点　六淫★

分类	性质特点
风邪	①轻扬开泄，易袭阳位。②善行数变。③百病之长。④风性主动
寒邪	①寒为阴邪，易伤阳气。②寒性凝滞。③寒主收引
暑邪	①暑为阳邪，其性炎热。②暑性升散，易扰心神，伤津耗气。③暑多夹湿
湿邪	①湿为阴邪，易伤阳气。②湿性重浊。③湿性黏滞，易阻气机。④湿性趋下，易袭阴位
燥邪	①燥性干涩，易伤津液。②燥易伤肺
火邪	①火为阳邪，燔灼炎上。②易扰心神。③伤津耗气。④生风动血。⑤易致疮疡

考点　七情内伤

七情与脏腑的关系	心在志为喜，肝在志为怒，脾在志为思，肺在志为忧，肾在志为恐
七情内伤致病特点	喜则气缓，怒则气上，思则气结，恐则气下，惊则气乱，悲则气消

考点　劳逸失度

分类	致病特点
过度劳累	①劳伤筋骨，如"久立伤骨，久行伤筋"。劳力过度伤气，如"劳则气耗"。②劳神过度伤心脾。③房劳过度伤肾精
过度安逸	①安逸少动，气机不畅。②阳气不振，正气虚弱，如"久卧伤气，久坐伤肉"。③用脑过少，神气衰弱

第九单元　发病

考点　发病的基本原理

正气的防御作用	①抵御外邪。②祛除病邪。③修复调节。④维持脏腑经络功能的协调
邪气的损害作用	①生理功能失常。②脏腑组织的形质损害。③改变体质类型
正气不足是发病的基础	①正虚感邪而发病。②正虚生邪而发病
邪气是发病的重要条件	①邪气是疾病发生的原因。②影响发病的性质、类型和特点

考点 发病类型

类型	概念	多见于
感邪即发	感邪后立即发病,发病迅速	新感外邪较盛,情志剧变,接触毒物
徐发	感邪后缓慢发病	内伤邪气致病
伏而后发	感受邪气后,病邪在体内潜伏一段时间,过时发病	外感性疾病及某些外伤
继发	在原发疾病的基础上,继而发生新的疾病	肝阳上亢所致的中风
合病	两经或两个部位以上同时受邪所出现的病证	感邪较盛,正气相对不足
并病	感邪后某一部分的证候未了,又出现另一部的病证	病位传变之中
复发	疾病的缓解阶段,在某些诱因的作用下,疾病再度发作	慢性病变宿根未除

第十单元 病机

考点 邪正盛衰

邪正盛衰与虚实变化

虚实病机	邪气盛则实,精气夺则虚	
虚实变化	虚实错杂	①虚中夹实,如脾虚湿滞。②实中夹虚,如邪热炽盛兼津液损伤
	虚实真假	①真实假虚,又称为"大实有羸状"。②真虚假实,又称为"至虚有盛候"

考点 阴阳失调

分类		病机特点或概念
阴阳偏盛	阴偏盛	阴盛则寒,阴胜则阳病
	阳偏盛	阳盛则热,阳胜则阴病
阴阳偏衰	阴偏衰,即阴虚	阴气不足,阴不制阳,阳气相对亢盛的虚热证
	阳偏衰,即阳虚	阳气不足,阳不制阴,阴气相对偏亢的虚寒证

续表

分类		病机特点或概念
阴阳互损	阴损及阳	阴虚为主的阴阳两虚状态
	阳损及阴	阳虚为主的阴阳两虚状态
阴阳格拒	阴盛格阳	表现为真寒假热证
	阳盛格阴	表现为真热假寒证
阴阳亡失	亡阴	体液大量耗损,阴液严重亏乏而欲竭的危重证候
	亡阳	体内阳气极度衰微而表现出阳气欲脱的危重证候

考点 精、气、血失常

分类	包括内容
精的失常	精虚、精的藏泄失常(失精、精瘀)

续表

分类	包括内容
气的失常	气虚：化生不足、耗伤太过、功能减退所导致
	气滞：气的流通不畅，郁滞不通
	气逆：气升太过或降之不及，脏腑之气上逆
	气陷：气虚及气的升清不足，升举无力
	气闭：气机闭阻，外出障碍，清窍闭塞，昏厥
	气脱：气不内守，大量亡失，功能突然衰竭
血的失常	血虚，血瘀，血寒，血热，出血
精气血失调	精气两虚，精血不足，气滞精瘀，血瘀精阻
气血失调	气滞血瘀，气虚血瘀，气不摄血，气随血脱，气血两虚

第十一单元 防治原则

考点 治则 ★

分类		应用
正治（逆治）	热者寒之	热证
反治（从治）	热因热用	阴盛格阳的真寒假热证
	寒因寒用	阳盛格阴的真热假寒证
	塞因塞用	用补益药物治疗有闭塞不通症状的虚证，即真虚假实证
	通因通用	用通利药物治疗有通泻症状的实证，即真实假虚证
治标	急则治标	如鼓胀，先治腹水，后治肝病
治本	缓则治本	如肺痨肺肾阴虚证，滋补肺肾之阴

续表

	分类	应用
调整阴阳	"壮水之主,以制阳光"	虚热证
	"益火之源,以消阴翳"	虚寒证
三因制宜	因时制宜	用寒远寒,用热远热
	因人制宜	少年慎补,老年慎泻

第二篇

中医诊断学

第一单元 望诊

考点 望神

分类		临床表现						临床意义
		神志	面色	两目	动作	呼吸	肌肉	
得神		清楚	荣润	明亮	灵活	平稳	不削	正气充足，精气充盛（健康）； 正气未伤，精气未衰（病轻）
少神		不振	少华	乏神	迟缓	倦怠乏力， 少气懒言	松软	正气不足，见于素体虚弱、病情较轻、病后恢复期
失神	精亏 神衰	不清	无华	晦暗	艰难	微弱	肉削著骨	正气大伤，常见于久病、重病
	邪盛 神乱	神昏谵语，循衣摸床，撮空理线，猝然昏倒，两手握固，牙关紧急						急重病人

续表

分类	临床表现						临床意义
	神志	面色	两目	动作	呼吸	肌肉	
假神	精神转佳，目光转亮，言语不休，想见亲人，欲进饮食，两颧泛红如妆						精气衰竭已极，阴不敛阳，虚阳外越，"回光返照"

考点 望面色

五色主病的临床表现及其意义（一）★

五色	所主病证	临床表现	临床意义
赤色	热证、戴阳证	满面通红	外感发热，实热证
		两颧潮红	阴虚阳亢的虚热证
		久病面色苍白，颧部泛红如妆，游移不定	属戴阳证，属病重

续表

五色	所主病证	临床表现	临床意义
白色	虚证、寒证、失血	面色淡白无华，唇舌色淡	血虚证、失血证
		面色㿠白	阳虚证
		面色㿠白而虚浮	阳虚水泛
		面色苍白（白中透青）	亡阳证、实寒证、大失血
黄色	脾虚、湿证	面色萎黄（淡黄、枯槁无光）	脾胃气虚
		面色黄胖（面黄虚浮）	脾虚湿蕴
		面色阳黄（鲜明如橘子色）	湿热熏蒸
		面色阴黄（晦暗如烟熏）	寒湿郁阻

五色主病的临床表现及其意义（二）★

五色	所主病证	临床表现	临床意义
青色	寒证，气滞，血瘀，疼痛，惊风	面色淡青、青黑	寒盛，痛剧
		突然面色青灰，口唇青紫，肢冷脉微	心阳暴脱证
		久病面色与口唇青紫	心阳虚衰，心血瘀阻，肺气壅塞
		面色青黄（苍黄）	肝郁脾虚
		小儿眉间、鼻柱、唇周色青	惊风，惊风先兆
黑色	肾虚，寒证，水饮，瘀血	面黑暗淡、黧黑	肾阳虚
		面黑干焦	肾阴虚
	剧痛	面色黧黑，肌肤甲错	血瘀日久
		眼眶周围发黑	肾虚水饮，寒湿带下

考点　望头面五官

望头发的主要内容及其临床意义

	临床表现	临床意义
发黄	小儿头发稀疏黄软，生长迟缓，久不生发	先天不足，肾精亏损
	小儿发结如穗，枯黄无泽，面黄肌瘦	疳积
脱发	突然片状脱发，脱落处显露圆形光亮头皮，为斑秃	血虚受风
	青壮年头发稀疏易落，眩晕健忘，腰膝酸软	肾虚
	头发易脱，头皮瘙痒，多屑多脂	血热化燥

腮肿的临床表现及其意义

		临床表现	临床意义
腮肿	痄腮	以耳垂为中心漫肿，边缘不清，皮色不红，灼热疼痛	外感温毒
	发颐	颧骨之下，腮颌之上，耳前红肿，伴寒热、疼痛	少阳、阳明经毒热上攻

目的脏腑分属 ★

目的内容物	黑睛	两眦	眼胞	白睛	瞳仁
五轮分属	风轮	血轮	肉轮	气轮	水轮
脏腑分属	肝脏	心脏	脾脏	肺脏	肾脏

望目态的主要内容及其临床意义

分类	临床表现	临床意义
目睛凝视	固定上视（戴眼反折）	肝风内动
	固定前视（瞪目直视）	
	固定侧视（横目斜视）	
睡眠露睛	睡后胞睑未闭，睛珠外露	脾气虚弱，气血不足
胞睑下垂	双睑下垂	先天不足，脾肾亏虚
	单睑下垂	外伤

望口、唇、齿的主要内容及其临床意义

		临床表现	临床意义
望口	口角流涎		脾虚湿盛/中风
	口疮		心脾二经积热上熏
	口糜		湿热内郁，上蒸口腔
	鹅口疮		感受邪毒，心脾积热，上熏口舌
望唇色	樱桃红		煤气中毒
望齿色	干燥		胃阴已伤
	燥如枯骨		肾阴枯竭
	齿焦有垢		胃肾热盛，气液未竭
	齿焦无垢		胃肾热盛，气液已竭

考点　望躯体四肢

望颈项的主要内容及其临床意义

	临床表现	临床意义
瘿瘤	结喉处有肿块突起，可随吞咽运动上下移动	肝郁气结痰凝、水土失调而致痰气搏结
瘰疬	颈侧颌下，肿块如豆，累累如串珠	肺肾阴虚，虚火灼津，结成痰核
项强	项强兼表证	风寒侵袭太阳经脉，经气不利
	项强兼壮热、神昏、抽搐者	温病火邪上攻、脑髓有病

考点　望皮肤

望斑疹的内容及其临床意义

		临床表现	临床意义
斑	红色或青色	片状斑块，平摊于皮肤，摸之不应手，压之不褪色	外感温热邪毒，内迫营血；脾气虚衰，血失统摄；阳衰寒凝血瘀
疹		粟粒状疹点，高出皮肤，抚之碍手，压之褪色	外感风热实邪、过敏、热入营血

考点 望排出物

望痰的内容及其临床意义

分类	临床表现	临床意义
寒痰	痰白清稀量多	脾虚或寒邪客肺导致津凝不化,聚而为痰
热痰	痰黄稠有块	热邪煎熬津液
燥痰	痰少而黏,难于咳出	燥邪伤肺或肺阴亏损
湿痰	痰白滑量多,易咳出	脾虚湿蕴,聚而为痰
痰中带血,色鲜红		肺阴亏虚、肝火犯肺、痰热壅肺→热伤肺络
脓血腥臭痰		热毒蕴肺,腐败酿脓→肺痈

望涕的内容及其临床意义

临床表现	临床意义
清涕	外感风寒,阳气虚弱
浊涕	外感风热,肺胃蕴热

续表

临床表现	临床意义
久流浊涕，质稠量多，腥臭	鼻渊，湿热蕴阻
阵发性清涕，量多如注，喷嚏频作	鼻鼽，风寒束于肺卫

望呕吐物的内容及其临床意义

呕吐物性状	临床意义
清稀无臭	寒呕（胃阳不足，腐熟无力；寒邪犯胃，损伤胃阳，水饮内停）
秽浊酸臭	热呕（邪热犯胃或肝经郁热）
酸腐，夹杂不消化食物	伤食
呕吐黄绿色苦水	肝胆湿热、郁热
暗红有血块，夹有食物残渣	胃有积热，肝火犯胃，胃腑瘀血

考点 望小儿食指络脉

要点	临床表现	临床意义
三关测轻重	食指络脉达于风关	邪气入络，邪浅病轻
	食指络脉达于气关	邪气入经，邪深病重
	食指络脉显于命关	邪入脏腑，病情严重
	食指络脉直达指端（透关射甲）	病情凶险，预后不良
浮沉分表里	食指络脉浮而显露	病邪在表，外感表证
	食指络脉沉隐不显	病邪在里，内伤里证
红紫辨寒热	食指络脉鲜红	外感表证，寒证
	食指络脉紫红	里热证
	食指络脉青色	疼痛，惊风
	食指络脉紫黑	血络郁闭，危重
	食指络脉淡白	脾虚，疳积

续表

要点	临床表现	临床意义
淡滞定虚实	食指络脉浅淡而纤细	虚证
	食指络脉浓滞而增粗	实证

第二单元　望舌

考点　望舌质
　　望舌色★

舌色	主证	临床表现	临床意义
淡白舌	主气血两亏、阳虚，枯白舌主脱血夺气	淡白湿润，而舌体胖嫩	阳虚水泛
		淡白光莹瘦薄	气血两虚

续表

舌色	主证	临床表现	临床意义
红舌	主实热、阴虚	舌鲜红，舌体不小，兼黄厚苔	实热证
		鲜红而少苔、有裂纹或光红无苔，舌体小	虚热证
绛舌	主里热亢盛、阴虚火旺	舌绛有苔，有红点、芒刺	里热炽盛
		舌绛少苔、无苔或有裂纹	阴虚火旺
青紫舌	主血行不畅	全舌青紫	全身性血行瘀滞
		紫色斑点	瘀血阻滞于某部位
		淡红中泛青紫	肺气壅滞，肝郁血瘀
		舌淡紫而湿润	阴寒内盛，阳气虚衰
		紫红、绛紫而干枯少津	热盛伤津，气血壅滞

望舌形 ★

舌形	主证	临床表现	临床意义
老、嫩舌	老舌属实证，嫩舌属虚证		
胖舌	主水湿内停，痰湿热毒上泛	舌淡胖大	脾肾阳虚，水湿内停
		舌红胖大	脾胃湿热，痰热内蕴
		舌红绛肿胀	心脾热盛，热毒上壅
瘦舌	主气血阴液不足	舌体瘦薄而色淡	气血两虚
		舌体瘦薄而色红绛干燥	阴虚火旺，津液耗伤
点、刺舌	主脏腑热极，血分热盛	舌红而起芒刺	气分热盛
		舌红而点刺色鲜红	血热内盛，阴虚火旺
		舌红而点刺色绛紫	热入营血，气血壅滞
裂纹舌	主阴血亏虚	淡白而有裂纹	血虚不润
		淡白胖嫩，边有齿痕而又有裂纹	脾虚湿浸

续表

舌形	主证	临床表现	临床意义
齿痕舌	主脾虚,水湿内盛	舌淡胖大润而有齿痕	寒湿壅盛,阳虚水湿
		舌淡红而有齿痕	脾虚,气虚
		舌红肿胀,边有齿痕	湿热痰浊壅滞

望舌态

舌态	主证	临床表现	临床意义
痿软舌	伤阴或气血俱虚	舌淡白而痿	气血俱虚
		新病舌干红而痿	热灼津伤
		久病舌绛而痿	阴亏已极
强硬舌	热入心包,高热伤津,痰浊内阻	舌红绛少津而强硬	邪热炽盛
		舌强硬伴舌胖大、苔厚腻	风痰阻络

续表

舌态	主证	临床表现	临床意义
颤动舌	肝风内动	久病舌淡白而颤动	血虚动风
		新病舌绛而颤动	热极生风
		舌红少津而颤动	阴虚动风
歪斜舌	中风或中风先兆	舌紫红而歪斜,病热危急	肝阳化风
吐弄舌	心、脾二经有热	吐舌	疫毒攻心,正气已绝
		弄舌	热盛动风先兆
		吐弄舌	小儿智能发育不全
短缩舌	危重证候	舌多淡白或青紫而湿润	寒凝筋脉
		舌胖而苔黏腻	痰浊内阻

考点 望舌苔

望苔质

苔质	特征	临床表现	临床意义
厚薄	"见底"	薄苔	外感表证，内伤轻病，正常人
	"不见底"	厚苔	痰湿，食积，里热
润燥	水分多少	润苔	正常舌苔，风寒表证，湿证初起，食滞，瘀血
		滑苔	寒证，痰饮，水湿
		燥苔	津液已伤
		糙苔	热盛伤津之重症
腐腻	苔质颗粒	苔薄腻	食积，脾虚湿困
		苔白腻	痰浊，寒湿内阻
		黏腻、厚、口中甜	脾胃湿热
		黄厚腻	痰热，湿热，暑湿
		腐苔	食积胃肠，痰浊内蕴

望苔色

苔色	主证	临床表现	临床意义
白苔	表证，寒证，湿证	苔薄白而滑	外感寒湿或脾肾阳虚，水湿内停
		苔薄白而干	外感风热
		苔白厚腻	湿浊内停，痰饮，食积
		积粉苔	内痈，瘟疫
		糙裂苔	内热暴起，津液暴伤
黄苔	里证，热证	苔薄淡黄	外感风热表证
		苔黄干燥	邪热伤津，燥结腑实
		苔黄腻	湿热，痰热内蕴，食积化腐
		黄滑苔	阳虚寒湿，痰饮聚久化热或气血亏虚，复感湿热
灰黑苔	阴寒内盛，里热炽盛	苔灰而润滑	阳虚寒盛
		苔黑燥裂，甚则生芒刺	热极津枯

第三单元 闻诊

考点 听声音

音哑与失音的临床表现及意义

临床表现	病因病机	临床意义
新病音哑或失音("金实不鸣")	外感风寒、风热袭肺、痰湿壅肺	实证
久病音哑或失音("金破不鸣")	阴虚火旺、肺肾精气内伤	虚证

谵语、郑声、独语、错语、狂言、言謇的临床表现及意义 ★

病名	临床表现		病因病机	临床意义
	神志	语言		
谵语	不清	语无伦次,声高有力	热扰神明	实证(温邪内入心包)
郑声		语言重复,时断时续	脏气衰竭,心神散乱	虚证(疾病晚期)

续表

病名	临床表现		病因病机	临床意义
	神志	语言		
独语	清楚	自言自语,喃喃不休,见人语止,首尾不续	心气虚弱,神气不足或气郁痰阻,蒙蔽心神	癫证,郁病
错语	清楚	语言时有错乱,语后自知言错	心气虚弱,神气不足	虚证(久病体虚)
			痰湿,瘀血,气滞阻碍心窍	实证
狂言	错乱	语无伦次,狂叫骂詈	气郁化火,痰火互结,内扰神明	狂病,伤寒蓄血证
言謇	清楚	吐字不清	风痰阻络	中风先兆或后遗症

咳嗽的临床表现及意义

咳声表现	其他表现	病因病机	临床意义
咳声重浊沉闷	无	寒痰湿浊停聚,肺失肃降	实证
咳声低微	无	久病肺气虚,失于宣降	虚证
咳声不扬	痰稠色黄,不易咳出	热邪犯肺,肺津被灼	热证

续表

咳声表现	其他表现	病因病机	临床意义
咳有痰声	痰多易咳	痰湿阻肺	
干咳	无痰或少痰	燥邪犯肺或阴虚肺燥	燥咳
咳声短促	呈阵发性、痉挛性，接续不断，咳后有鸡鸣样回声	风邪与痰热搏结	百日咳
咳声如犬吠	声音嘶哑，吸气困难	肺肾阴虚，疫毒攻喉	白喉

第四单元　问诊

考点　问寒热

分类	临床表现	临床意义
恶寒发热	恶寒重，发热轻	风寒表证
	发热重，恶寒轻	风热表证
	发热轻，恶风	伤风表证

续表

分类		临床表现	临床意义
但寒不热	新病恶寒	脘腹冷痛，呕吐泄泻，咳喘痰鸣，脉沉紧	里实寒证
	久病畏寒	肢凉怕冷，得温可缓，脉弱	里虚寒证
但热不寒	壮热	口渴、面赤、汗大出、脉洪大	伤寒阳明经证，温病气分
	潮热	日晡潮热——热势较高，日晡热甚，腹胀便秘	阳明气盛，有实热
		阴虚潮热——午后或夜间低热	阴虚火旺
		湿温潮热——身热不扬	湿郁热蒸
		瘀血潮热——午后或夜间低热，肌肤甲错	瘀血积久
	微热	轻度发热，热势偏低，37℃~38℃	内伤、温热后期
寒热往来	无定时	时冷时热，无时间规律	少阳病
	有定时	恶寒发热交替发作，发有定时	疟疾

考点 问汗 ★

特殊汗出类型		临床表现	临床意义
自汗		醒时时常出汗,活动尤甚	气虚证、阳虚证
盗汗		睡时汗出,醒则汗止,兼潮热、颧红	阴虚证
绝汗	亡阳之汗	冷汗淋漓如水	阳气亡脱,津随气泄
	亡阴之汗	汗出黏如油,躁扰烦渴	内热促津液外泄
战汗		先恶寒战栗而后汗出	疾病发展的转折点

考点 问疼痛 ★

疼痛性质	特点	临床意义
胀痛	痛而且胀	肝阳上亢,肝火上炎
刺痛	痛如针刺	瘀血
冷痛	痛有冷感而喜暖	阳气不足,寒邪阻络
灼痛	痛有灼热感而喜凉	火邪窜络,阴虚阳亢
重痛	痛有沉重感	肝阳上亢

续表

疼痛性质	特点	临床意义
酸痛	痛而有酸软感觉	湿证,唯腰膝酸痛多属肾虚
绞痛	痛势剧烈如刀绞	有形实邪闭阻气机
空痛	痛有空虚感	虚证
隐痛	痛不剧烈,绵绵不休	虚证
走窜痛	疼痛部位游走不定	气滞,风证
固定痛	疼痛部位固定不移	瘀血,寒湿,湿热阻滞,热壅血瘀
掣痛	抽掣牵扯而痛	筋脉失养,经脉阻滞不通

考点 问头身胸腹

问头痛

根据头痛的部位问诊		根据头痛的性质问诊	
临床表现	临床意义	临床表现	临床意义
前额部连眉棱骨痛	阳明头痛	头痛连项,遇风加重	风寒头痛

续表

根据头痛的部位问诊		根据头痛的性质问诊	
侧头痛,痛在两侧太阳穴	少阳头痛	头痛怕热,面红目赤	风热头痛
后头部连项痛	太阳头痛	头痛如裹,肢体困重	风湿头痛
颠顶痛	厥阴头痛	头痛绵绵,过劳则盛	气虚头痛
全头痛	太阴头痛	头痛眩晕,面色苍白	血虚头痛
脑中痛,牵及于齿	少阴头痛	头脑空痛,腰膝酸软	肾虚头痛

问胸痛

临床意义	临床表现
左胸心前区憋闷作痛,时痛时止	痰、瘀阻滞心脉
胸痛剧烈,面色青灰,手足青冷	心脉急骤闭塞不通(真心痛)
胸痛,壮热面赤,喘促鼻扇	热邪壅肺,脉络不利(肺热病)
胸痛,颧赤盗汗,午后潮热,咳痰带血	肺阴亏虚,虚火灼络(肺痨)
胸痛,壮热,咳吐脓血腥臭痰	痰热阻肺,热壅血瘀(肺痈)

考点 问睡眠

	临床表现	临床意义
问失眠	不易入睡，彻夜不眠，心烦不寐	心肾不交
	睡后易醒，不易再睡，心悸便溏	心脾两虚
	时时惊醒，不易安卧	胆郁痰扰
	夜卧不安，腹胀嗳气酸腐	食滞内停
问嗜睡	困倦嗜睡，头目昏沉，胸闷脘痞，肢体困重	痰湿困脾
	饭后嗜睡，神疲倦怠，食少纳呆	脾失健运，清阳不升
	大病之后，神疲嗜睡	正气未复
	极度疲惫，神志朦胧，困倦欲睡，肢冷脉微	心肾阳衰

考点 问饮食与口味

问口渴与饮水

	临床意义	临床表现
口渴多饮	大渴喜冷饮,兼壮热、面赤、汗出、脉洪大	实热证(里热炽盛,津液大伤)
	口渴多饮,兼有小便量多,多食易饥,体渐消瘦	消渴
	口渴咽干,夜间尤甚,颧红盗汗,舌红少津	阴虚证
渴不多饮	口渴不欲饮,兼头身困重,身热不扬,脘闷苔腻	湿热证
	口渴不欲饮,兼身热夜甚,心烦不寐,舌红绛	热入营血

问口味 ★

临床表现		临床意义
口淡		脾胃气虚
口甜	黏腻不爽	湿热蕴脾
	食少乏力	脾气虚

续表

临床表现		临床意义
口黏腻		痰热内盛,湿热中阻,寒湿困脾
口酸	泛酸	肝胃蕴热
	酸馊	伤食
口涩		燥热伤津
口苦		火邪上炎或胆气上泛
口咸		肾病及寒水上泛

考点　问二便

问大便

问大便			临床表现	临床意义
大便异常	便次	便秘	大便干结，小便短赤，舌红苔黄，脉数	热结便秘，津液不足
			大便艰涩，排出困难，腹中冷痛，四肢不温，舌淡苔白	寒结便秘
		泄泻	泻下黄糜而臭或下痢脓血	大肠湿热
			腹痛肠鸣，泻后痛减，恼怒紧张而泄泻	肝郁乘脾
			厌食嗳腐，腹痛即泻，泻后痛减	伤食
			纳少腹胀，大腹隐痛	脾胃气虚
	便质		完谷不化（便中夹有未消化食物）	食积，脾虚，肾虚泄泻
			溏结不调（时干时稀）	肝郁乘脾，肝脾不调
	排便感		肛门灼热	大肠湿热
			里急后重	痢疾，直肠癌
			排便不爽	肝郁乘脾或大肠湿热
			大便失禁	脾肾阳虚
			肛门重坠	脾虚中气下陷

问小便

<table>
<tr><th colspan="3">问小便</th><th>临床表现</th><th>临床意义</th></tr>
<tr><td rowspan="8">小便异常</td><td rowspan="4">尿次</td><td rowspan="2">频数</td><td>小便短赤,频数急迫</td><td>下焦湿热(膀胱湿热、小肠湿热)</td></tr>
<tr><td>小便澄清,频数量多,夜间明显</td><td>下焦虚寒(肾阳虚、肾气不固)</td></tr>
<tr><td rowspan="2">癃闭</td><td>实</td><td>瘀血,结石,湿热</td></tr>
<tr><td>虚</td><td>脾气虚,肾阳虚</td></tr>
<tr><td rowspan="4">尿量</td><td rowspan="2">增多</td><td>小便清长,量多</td><td>虚寒证</td></tr>
<tr><td>口渴,多饮,多尿</td><td>消渴</td></tr>
<tr><td rowspan="2">减少</td><td>小便短赤,发热面红</td><td>实热证,伤津</td></tr>
<tr><td>尿少浮肿</td><td>水肿</td></tr>
<tr><td colspan="3" rowspan="4">排尿感</td><td>尿道涩痛</td><td>淋证</td></tr>
<tr><td>余沥不尽</td><td>肾阳虚,肾气不固</td></tr>
<tr><td>小便失禁</td><td>肾气不固</td></tr>
<tr><td>遗尿</td><td>肾气不足</td></tr>
</table>

第五单元 脉诊

考点 常见脉象的特征与临床意义

浮脉类、沉脉类

脉纲	共同特点	脉名	特征	主证
浮脉类	轻取即得	浮	轻取即得，重按稍减而不空，举之有余	表证，虚阳浮越证
		洪	脉体阔大，充实有力，来盛去衰	热盛
		濡	脉浮细无力而软	虚证，湿困
		散	浮而无根，至数不齐，脉力不均	元气离散，脏气将绝
		芤	浮大中空，有边无中，如按葱管	失血，伤阴之际
		革	浮而搏指，中空外坚，如按鼓皮	亡血，失精，半产，崩漏
沉脉类	重按始得	沉	轻取不应，重按始得	里证
		伏	重按推筋着骨始得，甚至暂时伏而不见	邪闭，厥病，痛极
		牢	沉取实大弦长，坚牢不移	阴寒内积，疝气，癥积
		弱	沉而细软无力	阳气虚衰，气血俱虚

中医诊断学

迟脉类、数脉类

脉纲	共同特点	脉名	特征	主证
迟脉类	一息不足四至	迟	脉来迟慢，一息不足四至	寒证，邪热结聚
		缓	一息四至，脉来怠惰无力	湿病，脾胃虚弱；常人
		涩	形细行迟，艰涩不畅，脉势不均，如轻刀刮竹	精伤血少，气滞血瘀，痰食内停
		结	迟而时一止，止无定数	阴盛气结，寒痰瘀血，气血虚衰
数脉类	一息五至以上	数	一息五至以上，不足七至	热证，里虚证
		疾	一息七八至	阳极阴竭，元气欲脱
		促	数而时一止，止无定数	阳热亢盛，瘀滞、痰食停积，脏气衰败
		动	短而滑数	疼痛，惊恐

虚脉类、实脉类

脉纲	共同特点	脉名	特征	主证
虚脉类	应指无力	虚	三部脉举止无力,按之空豁	气血两虚
		细	脉细如线,应指显然	气血俱虚,湿证
		微	根细极软,似有似无	气血大虚,阳气暴脱
		代	脉来一止,止有定数,良久方还	脏气衰微,疼痛,惊恐,跌打损伤
		短	首尾俱短,不能满部	有力主气郁,无力主气损
实脉类	应指有力	实	三部脉充实有力,来去皆盛	实证;常人
		滑	往来流利,应指圆滑,如珠走盘	痰湿,食积,实热;青壮年;孕妇
		弦	端直以长,如按琴弦	肝胆病,疼痛,痰饮;老年健康者
		紧	绷急弹指,如牵绳转索	实寒证,疼痛,宿食
		长	首尾端直,超过寸关尺三部	阳气有余,阳证,热证,实证;常人
		大	脉体宽大,无脉来汹涌之势	健康人;病进

第六单元 八纲辨证

考点 八纲证候间的关系

八纲证候间的关系	病机	辨证要点	证候
真热假寒	阳盛格阴	胸腹的冷热	胸腹灼热,烦躁谵语,渴喜冷饮,咽干口臭
真寒假热	阴盛格阳		胸腹触之不热,下肢冷,便溏尿清
真实假虚	大实有羸状	脉象的有力无力	肢体羸瘦而腹部硬拒按,脉沉细而按之有力
真虚假实	至虚有盛候		大便闭塞而腹部不满,脉虚,舌淡胖

第七单元 气血津液辨证

考点 气病辨证

证型	辨证要点
气虚证	疲乏,气短,动则加重,舌淡嫩,脉虚
气陷证	内脏下垂

续表

证型	辨证要点
气不固证	自汗，二便、经、精等不固
气脱证	息微弱，汗出不止，脉微欲绝
气滞证	胀闷，胀痛，窜痛，脉弦
气逆证	咳喘或呕吐呃逆

考点 血病辨证

证型	辨证要点	舌象	脉象
血虚证	面、睑、唇、爪甲的颜色淡白	舌淡白	脉细无力
血脱证	面色苍白，心悸气短	舌色枯白	脉微或芤
血瘀证	固定刺痛，肿块，出血	紫色斑点	脉细涩或结代
血热证	身热口渴，斑疹吐衄，烦躁谵语	舌绛	脉数
血寒证	冷痛拘急，畏寒，月经后期，经色紫暗夹块	唇舌青紫，苔白滑	脉沉迟弦涩

考点 气血同病辨证

证型	辨证要点		临床表现	舌象	脉象
气不摄血	出血		衄血，便血，尿血，崩漏	舌淡白	脉弱
	气虚		面色淡白，神疲乏力，少气懒言		
气随血脱	大量出血			舌淡	脉微欲绝
	亡阳		气少息微，冷汗淋漓		

考点 津液病辨证

证型		辨证要点	舌象	脉象
痰证		痰多，胸闷，呕恶，眩晕，体胖	苔腻	脉滑
饮证	痰饮	饮停胃肠——脘痞，呕吐清水，振水声	苔白滑	脉弦或滑
	悬饮	饮停胸胁——肋间饱满，咳嗽转侧痛增		
	支饮	饮停心肺——胸闷心悸，气短不能平卧		
	溢饮	饮溢四肢——体重酸痛，浮肿尿少		
水停证		肢体浮肿，小便不利，腹大痞胀	舌淡胖	脉濡缓
津液亏虚证		口渴尿少，口鼻唇舌、皮肤、大便干燥	舌红	脉细数无力

第八单元 脏腑辨证

考点 心与小肠病辨证

心气虚证、心阳虚证、心阳虚脱证的鉴别

证型	相同症状	兼症	舌象	脉象
心气虚证	心悸怔忡，胸闷气短，活动加重，自汗	气虚证	舌淡苔白	脉虚
心阳虚证		阳虚证——面色㿠白，畏寒肢冷	舌淡胖苔白滑	脉弱或结代
心阳虚脱证		亡阳证——冷汗淋漓，肢厥呼微	舌淡紫	脉微欲绝

心血虚证、心阴虚证的鉴别

证型	相同症状	兼症	舌象	脉象
心血虚证	心悸，失眠多梦	血虚表现（"色白"无热象）——面色淡白	唇舌色淡	脉细弱
心阴虚证		阴虚表现（"色赤"有热象）——咽干消瘦，颧红潮热	舌红少苔	脉细数

心脉痹阻证的鉴别

证型	相同症状	疼痛特点	兼症	舌象	脉象
瘀阻心脉证	心悸怔忡,胸闷作痛,痛引肩背,时作时止	刺痛		舌紫暗有斑点	脉细涩或结代
痰阻心脉证		闷痛	体胖痰多,身重困倦	苔白腻	脉沉滑或沉涩
寒凝心脉证		剧痛	遇寒加重,得温痛减	舌淡苔白	脉沉迟或沉紧
气滞心脉证		胀痛	胁胀善太息	舌淡红	脉弦

痰蒙心神证、痰火扰神证的鉴别 ★

证型	相同症状	不同症状
痰蒙心神证	神志异常,痰浊内盛	有痰无火——痰浊,抑郁,痴呆,错乱
痰火扰神证		有痰有火——痰热,神志狂躁,神昏谵语

心火亢盛证、小肠实热证的鉴别

证型	相同症状	不同症状
心火亢盛证	心烦失眠，口舌生疮，尿赤涩灼痛	心火迫血妄行——吐血衄血；热扰心神——狂躁谵妄，神志不清
小肠实热证		

考点 肺与大肠病辨证

肺气虚证、肺阴虚证的鉴别

证型	主症	兼症	舌象	脉象
肺气虚证	咳痰无力清稀	气虚证——气短而喘，声低懒言，自汗神疲	舌淡苔白	脉弱
肺阴虚证	干咳少痰带血	阴虚证——声音嘶哑，咽干消瘦，潮热颧红	舌红少苔	脉细数

风寒犯肺证、寒痰阻肺证、饮停胸胁证的鉴别

证型	相同症状	兼症		舌象	脉象
风寒犯肺证	咳嗽，痰白	风寒表证——恶寒发热，鼻塞，流清涕		舌苔薄白	脉浮紧
寒痰阻肺证		寒饮停肺——痰清稀	寒象——恶寒，肢冷，量多易咳	舌质淡，苔白腻或白滑	脉弦或滑
		寒痰阻肺——痰质稠			
饮停胸胁证		水饮停于胸胁——胸廓饱满，胸胁部胀闷		舌苔白滑	脉沉弦

风热犯肺证、肺热炽盛证、痰热壅肺证、燥邪犯肺证的鉴别

证型	主症	兼症	舌象	脉象
风热犯肺证	咳嗽，痰黄稠	风热表证——恶寒轻发热重	舌尖红苔黄	脉浮数
肺热炽盛证	咳喘，气粗鼻煽	实热症状——鼻息灼热，咽肿尿黄	舌红苔黄	脉洪数
痰热壅肺证	发热咳喘，痰多黄稠	痰热症状——胸闷，烦躁不安	舌红苔黄腻	脉滑数
燥邪犯肺证	干咳，痰少质黏	燥邪犯表证——口鼻干燥，恶寒发热	舌薄白干燥	脉浮数

肠道湿热证、肠热腑实证、肠燥津亏证的鉴别

证型	主症		兼症	舌象	脉象
肠道湿热证	腹痛	大便黄稠,秽臭,暴泻如水,下痢脓血	身热口渴,肛门灼热	舌质红苔黄腻	脉滑数
肠热腑实证		便秘或热结旁流,恶臭	高热,汗多口渴,神昏谵语	舌红苔黄厚而燥	脉沉数
肠燥津亏证		便燥如羊屎,艰涩难下	口干口臭,头晕		脉细涩

考点 脾与胃病辨证

脾气虚证、脾阳虚证、脾虚气陷证、脾不统血证的鉴别

证型	相同症状	不同症状	舌象	脉象
脾气虚证	纳呆腹胀,便溏肢倦,神疲乏力,面色萎黄	气虚证——浮肿或消瘦	舌质淡胖或边有齿痕,苔白滑	脉缓或弱
脾阳虚证		虚寒证——腹痛喜温按,形寒肢冷		脉沉迟无力
脾虚气陷证		气陷证——脘腹坠胀,脱肛,子宫下垂	舌淡苔白	脉缓或弱
脾不统血证		出血证——便血,尿血,鼻衄,崩漏		脉细无力

湿热蕴脾证、寒湿困脾证的鉴别

证型	相同症状	兼症	舌象	脉象
湿热蕴脾证	腹胀纳呆，便溏身重，身目发黄	兼热——身热起伏，黄色鲜明，皮痒尿赤	舌红苔黄腻	脉濡数或滑数
寒湿困脾证		兼寒——口淡不渴，黄色晦暗，肢肿尿少	舌淡苔白腻	脉濡缓或沉细

胃气虚证、胃阳虚证、胃阴虚证的鉴别

证型	主症	兼症	舌象	脉象
胃气虚证	胃脘痞满，隐痛喜按	气短懒言，神疲乏力	舌淡，苔薄白	脉弱
胃阳虚证	胃脘冷痛，喜温喜按	畏寒肢冷	舌淡胖嫩	脉沉迟无力
胃阴虚证	胃脘嘈杂，隐隐灼痛	饥不欲食，干呕呃逆，口燥	舌红少苔乏津	脉细数

胃热炽盛证、寒饮停胃证的鉴别

证型	主症	兼症	舌象	脉象
胃热炽盛证	胃脘灼痛,消谷善饥,渴喜冷饮	口臭,牙龈肿痛溃烂	舌红苔黄	脉滑数
寒饮停胃证	胃脘痞胀,呕吐清水痰涎,有振水声	口淡不渴	舌苔白滑	脉沉弦

寒滞胃肠证、食滞胃肠证、胃肠气滞证的鉴别

证型	证候	舌象	脉象
寒滞胃肠证	胃脘冷痛,痛势剧烈,得温则减	舌苔白润	脉弦紧或沉紧
食滞胃肠证	胃脘胀痛,呕泻物酸馊腐臭	舌苔厚腻	脉滑或沉实
胃肠气滞证	胃脘胀痛走窜,肠鸣矢气	苔厚	脉弦

考点　肝与胆病辨证

肝血虚证、肝阴虚证的鉴别

证型	相同症状	兼症	舌象	脉象
肝血虚证	头晕眼花，视力减退	无热象——肢麻手颤，经少，爪甲不荣	舌淡	脉细
肝阴虚证		有热象——目涩，胁痛，潮热颧红，手足蠕动	舌红少苔	脉弦细数

肝郁气滞证、肝火炽盛证、肝阳上亢证的鉴别

证型	主症	兼症	舌象	脉象
肝郁气滞证	情志抑郁，胸胁少腹胀痛	咽部异物感，胁下肿块，月经不调	舌苔薄白	脉弦
肝火炽盛证	头晕胀痛，面赤口苦口干，急躁易怒，耳鸣失眠	火热过盛——胁肋灼痛，便秘尿黄	舌红苔黄	脉弦数
肝阳上亢证		上实下虚——头重脚轻，腰膝酸软	舌红少津	脉弦有力

肝风内动四证的鉴别

证型	性质	辨证要点	舌象	脉象
肝阳化风证	上实下虚	眩晕，肢麻震颤，头胀面赤，昏仆，口眼㖞斜	舌红苔白	脉弦有力

续表

证型	性质	辨证要点	舌象	脉象
热极生风证	实热证	高热,神昏,抽搐	舌红绛	脉弦数
阴虚动风证	虚证	眩晕,手足蠕动+阴虚内热症状	舌红少津	脉弦细数
血虚生风证		眩晕,瞤动,瘙痒,拘急,肢麻震颤+血虚症状	舌淡苔白	脉细

寒滞肝脉证的临床表现

证型	典型症状	伴随症状	舌象	脉象
寒滞肝脉证	少腹,前阴,颠顶冷痛,得温则减	实寒证——恶寒肢冷	舌淡,苔白润	脉沉紧

肝胆湿热证的临床表现

证型	典型症状	伴随症状	舌象	脉象
肝胆湿热证	身目发黄,胁肋胀痛,阴部瘙痒,带下臭秽	湿热证——纳呆厌油,大便不调,尿赤,发热	舌红,苔黄腻	脉弦滑数

胆郁痰扰证的临床表现

证型	典型症状	舌象	脉象
胆郁痰扰证	胆怯易惊，烦躁失眠，眩晕呕恶	舌淡红或红，苔白腻或黄滑	脉弦缓或弦数

考点　肾与膀胱病辨证

肾阳虚证与肾虚水泛证的鉴别要点

证型	相同症状	不同症状	舌象	脉象
肾阳虚证	虚寒证——畏寒肢冷，腰膝酸冷	性欲减退，夜尿频多	舌淡苔白	脉沉细无力
肾虚水泛证		水肿下肢为甚，尿少	舌淡胖，苔白滑	脉沉迟无力

肾阴虚证与肾精不足证的鉴别要点★

证型	辨证要点	舌象	脉象
肾阴虚证	腰膝酸痛，头晕耳鸣，遗精经少，潮热盗汗＋虚热证	舌红少津	脉细数
肾精不足证	先天不足，生长发育迟缓，生育机能低下	舌淡红苔白	脉沉细
肾气不固证	（腰膝酸软，小便、精液、经带、胎气不固）＋气虚证	舌淡苔白	脉弱

考点 脏腑兼病辨证

心肾不交证、心脾气血虚证的临床表现、鉴别要点

证型	辨证要点	舌象	脉象
心肾不交证	（心悸，失眠，耳鸣，腰酸，梦遗）+ 虚热证	舌红少苔	脉细数
心脾气血虚证	心悸，神疲，头晕，食少，腹胀，便溏	舌淡嫩	脉弱

肝火犯肺证、肝胃不和证、肝脾不调证的鉴别

证型	相同症状	不同症状	舌象	脉象
肝火犯肺证	胸胁灼痛，急躁易怒	咳嗽痰黄或咯血	舌红，苔薄黄	脉弦数
肝胃不和证	脘胁胀痛，情志抑郁	嗳气吞酸	舌淡红，苔薄黄	脉弦
肝脾不调证		腹胀便溏	舌苔白	脉弦、缓

心肺气虚证、脾肺气虚证、肺肾气虚证的鉴别

证型	相同症状	不同症状	舌象	脉象
心肺气虚证	肺气虚表现：咳喘无力，吐痰清稀	心气虚——胸闷，心悸	舌淡苔白或唇舌淡紫	脉弱
脾肺气虚证		脾气虚——食少，腹胀，便溏	舌淡，苔白滑	
肺肾气虚证		肺肾气虚证肾气虚——呼多吸少，尿随咳出	舌淡紫	

心肾阳虚证、脾肾阳虚证的鉴别

证型	相同症状	临床表现	舌象	脉象
心肾阳虚证	寒证——畏寒肢冷；肾阳虚——腰膝酸冷，水肿	心阳虚——心悸怔忡，胸闷气喘	舌淡紫	脉弱
脾肾阳虚证		脾阳虚——久泻久痢，完谷不化	舌淡胖	脉沉迟

心肝血虚证、肝肾阴虚证、肺肾阴虚证的鉴别

证型	相同症状	不同症状	舌象	脉象
心肝血虚证		心血虚——心悸，多梦，眩晕，视物模糊	舌质淡白	脉细
		肝血虚——肢麻，经少，面白无华，爪甲不荣		
肝肾阴虚证	肾阴虚——耳鸣腰酸，遗精，低热颧红	肝阴虚——眩晕，胁痛，口燥咽干	舌红少苔	脉细数
肺肾阴虚证		肺阴虚——咳嗽痰少带血，声音嘶哑，咽干		

肝火犯肺证与燥邪犯肺、热邪壅肺、肺阴虚证的鉴别

证型	相同症状	不同症状	舌象	脉象
肝火犯肺证	咳嗽，咯血	肝火内炽——急躁易怒，胁肋灼痛	舌红苔薄黄	脉弦数
燥邪犯肺证		只发于秋季，必兼发热恶寒之表证	苔薄而少津	脉浮数
热邪壅肺证		与情志无关，肝经症状不明显，实热表现	舌红苔黄	脉滑数
肺阴虚证		阴虚内热——潮热盗汗	舌苔白	脉弦或缓弱

肝肾阴虚证与肝阳上亢证的鉴别

证型	相同症状	不同症状	舌象	脉象
肝肾阴虚证	眩晕耳鸣,腰膝酸软	虚火内扰——颧红盗汗,五心烦热	舌红少苔	脉细数
肝阳上亢证		肝阳亢逆,气血上冲——面赤急躁,头重脚轻	舌红	脉弦

第三篇

中药学

第一单元　中药的配伍

考点　中药配伍的内容

分类		概念	举例
协同作用	相须	增强原有药物的功效	麻黄配桂枝，能增强发汗解表、祛风散寒的作用
	相使	辅药可以提高主药的疗效	黄芪配茯苓治脾虚水肿
不良反应	相畏	抑制不良反应	半夏畏生姜，即生姜可以抑制半夏的毒副作用
	相杀	消除不良反应	金钱草配雷公藤
配伍禁忌	相恶	破坏另一种药物的功效	人参配莱菔子
	相反	同用产生剧烈不良反应	甘草反甘遂

第二单元 中药的用药禁忌

考点 配伍禁忌、妊娠用药禁忌 ★

用药禁忌		具体药物	
配伍禁忌	十八反	本草明言十八反,半蒌贝蔹及攻乌,藻戟遂芫俱战草,诸参辛芍叛藜芦	
	十九畏	硫黄畏朴硝	川乌、草乌畏犀角
		狼毒畏密陀僧	牙硝畏三棱
		巴豆畏牵牛	肉桂畏赤石脂
		丁香畏郁金	人参畏五灵脂
妊娠禁忌	慎用	通经祛瘀、行气破滞及辛热滑利之品。如"桃红膝黄枳附桂,干姜木通瞿麦葵"	
	禁用	毒性较强或药性猛烈的药物。如"豆牛大陆"	

第三单元　中药的剂量与用法

考点　中药的用法

用法	适用药类或操作	具体药物
先煎	金石、矿物、介壳类；毒副作用强的药物可降低毒性	磁石、鳖甲、龟甲
后下	气味芳香、久煎可破坏有效成分	钩藤、薄荷、番泻叶
包煎	黏性强、粉末状、带有绒毛	滑石、旋覆花
另煎	贵重药材	人参、羚羊角
烊化	单用水或黄酒将药物加热溶化即烊化后，用煎好的药液冲服	阿胶、龟甲胶
冲服	贵重药材，液体药物	用于止血的三七、竹沥汁、姜汁、藕汁、荸荠汁、鲜地黄汁

第四单元 解表药

考点 发散风寒药

发散风寒药（一）

药名	相同功效	鉴别功效	记忆点
麻黄	发汗解表，利水消肿	宣肺平喘	止咳平喘多炙用
香薷		化湿和中	无汗，吐泻
桂枝	发汗解肌，温通经脉，助阳化气		表虚有汗、表实无汗均可；寒凝血脉，痰饮水肿
紫苏	解表散寒	行气宽中，解鱼蟹毒	脾胃气滞，胸闷呕吐
生姜		温中止呕，温肺止咳	解毒：鱼虾蟹毒——生半夏、生南星
荆芥	祛风解表	透疹消疮，止血	善祛风；生用解表透疹消疮，炒用止血
防风		胜湿止痛，止痉	"风药之润剂"，祛风且胜湿

发散风寒药(二)

药名	相同功效	鉴别功效	记忆点	
羌活	解表散寒,祛风止痛	胜湿	带下,鼻渊,疮痈肿痛	太阳头痛
白芷		通鼻窍,燥湿止带,消肿排脓		阳明头痛
细辛		通窍,温肺化饮	少阴头痛,鼻渊之良药,反藜芦	
藁本	祛风散寒,除湿止痛		厥阴头痛,颠顶疼痛	
辛夷	发散风寒,通鼻窍		包煎	
苍耳子		祛风湿,止痛	血虚头痛不宜服用,过量服用易中毒	

考点 发散风热药

药名	相同功效	鉴别功效	记忆点
薄荷	疏散风热,清利头目	利咽透疹,疏肝行气	温病初期,胸闷胁痛;宜后下
蔓荆子			目赤肿痛

续表

药名	相同功效	鉴别功效	记忆点
牛蒡子	疏散风热，利咽	透疹，宣肺祛痰，解毒消肿	痈肿疮毒，丹毒，痄腮喉痹
蝉蜕		开音，明目退翳，息风止痉	疏肝经风热，目赤翳障，急慢惊风
桑叶	疏散风热，平抑肝阳，清肝明目	清肺润燥	肺热咳嗽，凉血止血，蜜炙可增强润肺止咳功效
菊花		清热解毒	平肝、清肝明目之力强，疮痈肿毒
柴胡	升举阳气	解表退热，疏肝解郁	少阳证，肝郁气滞，疟疾寒热
升麻		解表透疹，清热解毒	口疮咽肿
葛根		解肌退热，透疹，生津止渴，止泻	项背强痛，热泻热痢，升阳止泻宜煨用
淡豆豉	解表，除烦，宣发郁热		

第五单元 清热药

考点 清热泻火药★

药名	相同功效	鉴别功效	记忆点
石膏	清热泻火	生用：除烦止渴； 煅用：敛疮生肌，收湿止血	甘、辛，大寒，清泻肺胃气分实热要药，生石膏宜先煎，煅石膏宜外用
知母	清热泻火	生津润燥	适用于骨蒸潮热者；脾虚便溏者忌用
栀子	清热泻火	除烦利湿，凉血解毒	归三焦经；焦栀子可凉血止血
淡竹叶	清热泻火	除烦利尿	治热病烦渴、口疮尿赤、热淋涩痛
芦根	清热泻火，生津止渴	除烦止呕，利尿	重在清热，常用于胃热呕哕
天花粉	清热泻火，生津止渴	消肿排脓	重在生津，常用于疮疡肿痛
夏枯草	清热泻火，明目	散结消肿	治瘰疬、瘿瘤
决明子	清热泻火，明目	润肠通便	治肠燥便秘

考点　清热燥湿药

药名	相同功效	鉴别功效	记忆点
黄芩	清热燥湿，泻火解毒	止血，安胎	偏泻上焦肺火，用于肺热咳嗽者。煎服，清热生用，安胎炒用，清上焦热酒炙，止血炒炭
黄连			偏泻中焦胃火，长于泻心火
黄柏		除蒸，疗疮	偏泻下焦相火，湿热下注及骨蒸劳热者多用
龙胆	清热燥湿	泻肝胆火	治湿热黄疸、肝火头痛
苦参		杀虫，利尿	反藜芦，脾胃虚寒者慎用
秦皮		收涩止痢，止带，明目	
白鲜皮		祛风解毒	

考点　清热解毒药

清热解毒药（一）

药名	相同功效	鉴别功效	记忆点
金银花	清热解毒，疏风散热		治痈肿疔疮，浓煎可以凉血止痢
连翘		消肿散结	治痈肿疮毒、瘰疬痰核，"疮家圣药"

续表

药名	相同功效	鉴别功效	记忆点
大青叶	清热解毒，凉血消斑		凉血消斑力强
板蓝根	清热解毒，凉血消斑	利咽	解毒利咽效佳
青黛		定惊，清泻肝火	清肝定惊功著，内服 1.5~3g
射干	清热解毒，利咽	消痰	治咽喉肿痛、痰盛咳喘
马勃	清热解毒，利咽	止血	
山豆根		消肿	有毒，3~6g
白头翁	清热解毒，凉血止痢		治热毒血痢
马齿苋	清热解毒，凉血止痢	止血	
土茯苓	解毒，除湿，通利关节		治梅毒

清热解毒药（二）

药名	相同功效	鉴别功效	记忆点
蒲公英	清热解毒，利湿通淋	消肿散结	治内外热毒疮痈，疏郁通乳——乳痈
白花蛇舌草	清热解毒，利湿通淋	消痈	治毒蛇咬伤，热淋涩痛

续表

药名	相同功效	鉴别功效	记忆点
穿心莲	清热解毒,凉血消肿	燥湿,泻火	脾胃虚寒不宜服用
紫花地丁			
败酱草	清热解毒,消痈排脓	祛瘀止痛	
鱼腥草		利尿通淋	"肺痈之要药"
贯众	清热解毒	凉血止血,杀虫	治风热感冒、血热出血、虫积
鸦胆子		止痢,截疟,外用腐蚀	内服 0.5~2g,不宜入煎剂,外用适量
熊胆粉		清肝明目,息风止痉	内服 0.25~0.5g,入丸散
山慈菇		化痰散结	
漏芦		消痈下乳,舒筋通脉	
大血藤		活血,祛风,止痛	
野菊花		泻火平肝	

考点 清热凉血药

药名	相同功效	鉴别功效	记忆点
生地黄	清热凉血	养阴生津	清热凉血力较大；治热入营血、舌绛烦渴、斑疹吐衄
玄参		泻火解毒，滋阴	泻火解毒力较强，反藜芦
牡丹皮	清热凉血	活血祛瘀	偏凉血，用于无汗骨蒸
赤芍		散瘀止痛	偏活血，用于温毒发斑，血热吐衄；目赤肿痛，痈肿疮疡；经闭痛经、癥瘕腹痛，跌打损伤；反藜芦
紫草	清热凉血，解毒	活血消斑，透疹	治温病血热毒盛
水牛角		定惊	宜先煎 3h 以上

考点 清虚热药

药名	相同功效	鉴别功效	记忆点
青蒿	清透虚热，截疟，解暑，凉血除蒸		治温邪伤阴、夜热早凉、阴虚发热、劳热骨蒸、暑热外感、发热口渴、疟疾寒热
地骨皮	凉血除蒸，清肺降火，生津止渴		治骨蒸盗汗

续表

药名	相同功效	鉴别功效	记忆点
白薇		清虚热，凉血，利尿通淋，解毒疗疮	
银柴胡	清虚热，		
胡黄连	除疳热	清湿热	

第六单元　泻下药

考点　攻下药

药名	相同功效	鉴别功效	记忆点
大黄	泻下攻积	清热泻火，凉血解毒，逐瘀通经，除湿退黄	治烧烫伤、瘀血证、黄疸；宜后下
芒硝		润燥软坚，清热消肿	善治燥屎坚结；冲入药汁或开水溶化
番泻叶	泻下通便		温开水泡服，宜后下
芦荟		清肝杀虫	入丸散，每次2~5g

考点 润下药

药名	相同功效	鉴别功效	记忆点
火麻仁	润肠通便		
郁李仁		利水消肿	治水肿胀满、脚气浮肿
松子仁		润肺止咳	治肺燥咳嗽

考点 峻下逐水药

药名	相同功效	鉴别功效	记忆点
甘遂	泻水逐饮	消肿散结	内服醋制
京大戟			不宜与甘草同用,炒用减缓药性
芫花		祛痰止咳,杀虫疗疮	不宜与甘草同用
牵牛子	泻下逐水,去积杀虫		不宜与巴豆、巴豆霜同用
巴豆霜	峻下冷积,逐水退肿,祛痰利咽,外用蚀疮		入丸散服,每次 0.1~0.3g;外用适量

第七单元　祛风湿药

考点　祛风寒湿药

药名	相同功效	鉴别功效	记忆点
独活	祛风湿，止痛	通痹，解表	治风寒夹湿表证，且治少阴头痛
威灵仙		通络，消骨鲠	
川乌		温经	治寒疝疼痛；酒浸、酒煎易中毒
蕲蛇	祛风，通络，止痉		治中风半身不遂；有毒
乌梢蛇			
青风藤	祛风湿，通经络，利小便		
木瓜	舒筋活络，和胃化湿		治脚气水肿、吐泻转筋

考点 祛风湿热药

药名	相同功效	鉴别功效	记忆点
秦艽	祛风湿，止痛	通络，退虚热，清湿热	归胃、肝、胆经；治骨蒸劳热、黄疸
防己		利水消肿	治水肿脚气
豨莶草	祛风湿，利关节	解毒	制用——风湿痹痛、半身不遂；生用——风疹疮疡
桑枝			
络石藤	祛风通络，凉血消肿		

考点 祛风湿强筋骨药

药名	相同功效	鉴别功效	记忆点
桑寄生	祛风湿，补肝肾，强筋骨	安胎	长于补肝肾，多用于风湿或肾虚的腰痛及肾虚胎动不安
五加皮		利水	长于利水，多用于湿痹肿痛
狗脊	祛风湿，补肝肾，强腰膝		

第八单元 化湿药

药名	相同功效	鉴别功效	记忆点	
佩兰	化湿解暑			治暑湿、湿温
广藿香		止呕	治湿阻中焦、呕吐	
白豆蔻	化湿行气	温中止呕		宜后下
砂仁		温中止泻,安胎	治妊娠恶阻、胎动不安	
苍术	燥湿健脾,祛风散寒		性辛、苦,温;治风湿痹证、风寒夹湿表证	
厚朴	燥湿消痰,下气除满		性苦、辛,温;治痰饮喘咳	
草果	燥湿温中,除痰截疟			

第九单元 利水渗湿药

考点 利水消肿药

药名	相同功效	鉴别功效	记忆点
茯苓	利水渗湿	健脾,宁心	能补能利,既善渗泄水湿,又能健脾宁心
薏苡仁		健脾,除痹,清热排脓	性凉能清热排脓
泽泻		泄热	
猪苓			利水作用强,用于水肿、小便不利、泄泻
香加皮	利水消肿	祛风湿,强筋骨	有毒,服用不宜过量
冬瓜皮		清热解暑	

考点　利尿通淋药

药名	相同功效	鉴别功效	记忆点
车前子	利尿通淋	渗湿止泻，明目，祛痰	包煎；孕妇及肾虚精滑者慎用
滑石		清热解暑，外用收湿敛疮	治疗湿疮、湿疹、痱子；包煎；脾虚、热病伤津及孕妇慎用
木通	利尿通淋，通经下乳	清心除烦	
通草			
石韦	利尿通淋	清肺止咳，凉血止血	
瞿麦		活血通经	
萹蓄		杀虫止痒	
地肤子	清热利湿	止痒	
海金沙		通淋止痛	宜包煎
萆薢	利湿去浊，祛风除痹		

考点 利湿退黄药

药名	功效	记忆点
茵陈	利胆退黄,清热利湿	
金钱草	利湿退黄,利尿通淋,解毒消肿	
虎杖	利湿退黄,清热解毒,散瘀止痛,化痰止咳,泄热通便	活血止痛效果好

第十单元 温里药

药名	相同功效	鉴别功效	记忆点
附子		回阳救逆,补火助阳,散寒止痛	治偏中下焦里寒证;亡阳虚脱,肢冷脉微
干姜		温中散寒,回阳通脉,温肺化饮	治偏中上焦里寒证
肉桂		补火助阳,散寒止痛,温通经脉,引火归原	治虚阳上浮证,宜后下或焗服;畏赤石脂
吴茱萸	散寒止痛	降逆止呕,助阳止泻	归肝、脾、胃、肾经
小茴香		理气和胃	治寒疝腹痛、睾丸坠胀、少腹冷痛
丁香		温中降逆,温肾助阳	畏郁金

续表

药名	相同功效	鉴别功效	记忆点
高良姜	温中止痛	散寒，止呕	
花椒		杀虫止痒	

第十一单元 理气药

药名	相同功效	鉴别功效	记忆点
陈皮	理气健脾，燥湿化痰		治脾胃气滞证、呕吐、呃逆、湿痰及寒痰咳嗽、胸痹
青皮	疏肝破气，消积化滞		治乳房胀痛、疝气疼痛、食积腹痛
枳实	破气除痞，化痰消积		治胃肠积滞、湿热泻痢、胸痹
佛手	疏肝解郁，	燥湿化痰	
香附	理气和中	调经止痛	调经要药

续表

药名	相同功效	鉴别功效	记忆点
木香	行气止痛	健脾消食	治脾胃气滞证、泻痢里急后重、腹痛胁痛、黄疸、疝气痛、气滞血瘀之胸痹
沉香		温中止呕,纳气平喘	宜后下
川楝子		杀虫	治肝郁化火诸痛、虫积腹痛;有毒
乌药		温肾散寒	治尿频遗尿
檀香		散寒调中	宜后下
薤白	行气导滞,通阳散结		气虚无滞及胃弱纳呆者不宜用
大腹皮	行气宽中,利水消肿		

第十二单元 消食药

药名	功效	记忆点
山楂	消食健胃,行气散瘀,降脂化浊	治疝气痛、痛经

续表

药名	功效		记忆点
莱菔子	消食除胀，降气化痰		治咳喘痰多；不宜与人参同服
神曲	消食和胃		治外感表证兼有食积
鸡内金	消食健胃	固精止遗，通淋化石	治遗尿、砂石淋证
麦芽		回乳消胀，疏肝行气	治米面薯芋食滞，断乳、乳胀
稻芽	消食和中，健脾开胃		

第十三单元　驱虫药

药名	相同功效	鉴别功效	记忆点
槟榔	杀虫消积	行气，利水，截疟	治水肿脚气，疟疾
使君子			忌与热茶同服
雷丸			
榧子		润肠通便，润肺止咳	
苦楝皮	杀虫，疗癣		治疥癣湿疮

第十四单元 止血药

考点 凉血止血药

药名	相同功效	鉴别功效	记忆点
大蓟	凉血止血，散瘀解毒消痈		散瘀消痈力强，止血作用广泛
小蓟			兼能利尿通淋，治血尿、血淋为佳
地榆	凉血止血	解毒敛疮	治烫伤、湿疹、疮疡痈肿
侧柏叶		化痰止咳，生发乌发	
槐花		清泻肝火	治目赤肿痛；炒炭——止血，生用——清热泻火
白茅根		清热利尿	治血热出血证、水肿、热淋、黄疸、胃热呕吐、肺热咳喘

考点　化瘀止血药

药名	相同功效	鉴别功效	记忆点
三七	化瘀止血	消肿定痛	止血化瘀疗伤之要药；孕妇慎用
茜草		凉血，通经	凉血化瘀止血之良药
蒲黄		利尿通淋	包煎；炒用——止血，生用——化瘀、利尿；孕妇慎用
降香		理气止痛	宜后下

考点　收敛止血药

药名	相同功效	鉴别功效	记忆点
白及	收敛止血	消肿生肌	不宜与乌头类药材同用
仙鹤草		止痢，截疟，解毒，补虚	
棕榈炭		止泻止带	
血余炭		化瘀，利尿	

考点　温经止血药

药名	相同功效	鉴别功效	记忆点
艾叶	温经止血	散寒调经，安胎	治胎动不安
炮姜		温中止痛	

第十五单元　活血化瘀药

考点　活血止痛药

药名	相同功效	鉴别功效	记忆点
川芎	活血行气止痛	祛风	治头痛、风湿痹痛
延胡索			行血中之气滞，气中血滞，专治一身上下诸痛
姜黄		通经	祛瘀力强，治寒凝气滞血瘀证、风湿痛痹
郁金		解郁，清心凉血，利胆退黄	畏丁香；治热病神昏、湿热黄疸
乳香	消肿生肌	活血定痛	治跌打损伤、气滞血瘀痛证
没药		散瘀定痛	
五灵脂	活血止痛，化瘀止血		人参畏五灵脂

考点 活血调经药

药名	相同功效	鉴别功效	记忆点
丹参	祛瘀止痛,活血通经	凉血消痈,清心除烦	既活血,又凉血;反藜芦
红花			
桃仁		活血祛瘀,润肠通便,止咳平喘	
益母草	活血调经,利水消肿	清热解毒	
泽兰			
牛膝	生用——活血通经、利水通淋、引火(血)下行;酒炙——补肝肾、强筋骨		
鸡血藤		活血补血,调经止痛,舒筋活络	
王不留行		活血通经,下乳消痈,利尿通淋	

考点 活血疗伤药

药名	功效	记忆点
土鳖虫	续筋接骨,破血逐瘀	有小毒
苏木	活血疗伤,祛瘀通经	
自然铜	续筋接骨,散瘀止痛	治食积脘腹胀痛

续表

药名	功效	记忆点
骨碎补	活血疗伤止痛,补肾强骨,外用消风祛斑	
血竭	活血定痛,化瘀止血,敛疮生肌	

考点 破血消癥药

药名	功效	记忆点
莪术	破血行气,消积止痛	孕妇禁用
三棱		
水蛭	破血通经,逐瘀消癥	
穿山甲	活血消癥,通经下乳,消肿排脓,搜风通络	

第十六单元 化痰止咳平喘药

考点 温化寒痰药

药名	相同功效	鉴别功效	记忆点
半夏	燥湿化痰	降逆止呕，消痞散结外用消肿止痛	归脾、胃、肺经；善治脏腑湿痰，止呕要药，治心下痞、梅核气
天南星		祛风止痉，外用散结消肿	走经络，偏于祛风痰而能解痉止厥，善治风痰
旋覆花	降气，祛痰	行水，止呕	包煎
白前		止咳	
芥子	温肺豁痰，利气散结，通络止痛		久咳肺虚及阴虚火旺者忌用

考点 清热化痰药

药名	相同功效	鉴别功效	记忆点
川贝母	清热化痰止咳，散结消痈	润肺	性偏润，肺热燥咳、虚劳咳嗽用之宜
浙贝母		解毒	性偏泄，风热犯肺或痰热郁肺之咳嗽用之宜
瓜蒌	清热涤痰，宽胸散结，润燥滑肠		不宜与乌头类药材同用
竹茹	清热化痰	除烦，止呕	治肺热咳嗽，胃热呕吐，吐血崩漏
海蛤壳		软坚散结，制酸止痛，外用收湿敛疮	
竹沥	清热豁痰	定惊利窍	治痰热咳喘，中风痰迷
天竺黄		清心定惊	
桔梗	宣肺，祛痰，利咽，排脓		治咳嗽痰多，咽肿失音，肺痈吐脓
前胡	降气化痰，散风清热		
海藻	消痰软坚，利水消肿		反甘草
昆布			

考点 止咳平喘药

药名	相同功效	鉴别功效	记忆点
苦杏仁	降气止咳平喘,润肠通便		兼宣肺,止咳平喘力强,喘咳要药;有小毒
紫苏子		化痰	功偏降气化痰
桑白皮	泻肺平喘,利水消肿		药性缓,长于清肺热,降肺火
葶苈子			力峻,重在泻肺中的水气、痰涎
百部	润肺止咳	下气杀虫灭虱	治百日咳
紫菀		化痰	治咳嗽有痰
款冬花		下气,化痰	治咳嗽气喘
枇杷叶	清肺止咳,降逆止呕		止咳炙用,止呕生用
白果	敛肺定喘,止带缩尿		煎服,捣碎;有毒

第十七单元 安神药

考点 重镇安神药

药名	相同功效	鉴别功效	记忆点
朱砂	清心镇惊,安神,明目,解毒		善治心火亢盛之心神不安;有毒,忌火煅
磁石	镇静安神,	聪耳明目,纳气平喘	治肾虚肝旺,肝火扰心之心神不宁;脾胃虚弱者慎用
龙骨	平肝潜阳	收敛固涩,收湿敛疮	生用——平肝潜阳,煅用——收敛固涩,收湿敛疮
琥珀	镇惊安神,	活血散瘀,利尿通淋	研末冲服,不入煎剂;忌火煅

考点 养心安神药

药名	相同功效	鉴别功效	记忆点
酸枣仁	养心安神	益肝,敛汗,生津	治心悸失眠、自汗、盗汗
柏子仁		润肠通便,止汗	
远志		安神益智,交通心肾,祛痰开窍,消散痈肿	治痈疽疮毒、乳房肿痛、喉痹;凡实热或痰火内盛者,以及有胃溃疡或胃炎者慎用

续表

药名	相同功效	鉴别功效	记忆点
合欢皮	解郁安神,活血消肿		
首乌藤	养血安神,祛风通络		

第十八单元 平肝息风药

考点 平抑肝阳药

药名	相同功效	鉴别功效	记忆点
石决明	平肝潜阳,清肝明目		治肝肾阴虚、肝阳眩晕、目赤翳障
珍珠母		镇惊安神	
牡蛎	平肝潜阳	重镇安神,软坚散结,收敛固涩,制酸止痛	治阴虚阳亢、痰核瘰疬
赭石		重镇降逆,凉血止血	治呕吐呃逆、气逆喘息、血热吐衄
蒺藜	平肝解郁,活血祛风,明目止痒		
罗布麻叶	平肝安神,清热,利水		

考点　息风止痉药

药名	相同功效	鉴别功效	记忆点	
羚羊角	清热解毒	平肝息风，清肝明目	归肝、心经，治热病神昏	治目赤头痛
牛黄		凉肝息风，清心豁痰，开窍醒神		治口舌生疮
钩藤	清热平肝	息风，定惊	治小儿高热惊风轻症；宜后下	
地龙		通络，平喘，利尿	治痹证、肺热哮喘、小便不利	
天麻	息风止痉	平抑肝阳，祛风通络	性甘、平，治风湿痹痛	
僵蚕		化痰散结，祛风止痛	治风中经络、风疹瘙痒	
全蝎	息风镇痉，攻毒散结，通络止痛		治痉挛抽搐、疮疡肿毒、瘰疬结核、风湿顽痹、顽固性头痛	
蜈蚣				
珍珠	安神定惊，明目消翳，解毒生肌，润肤祛斑			

第十九单元　开窍药

药名	相同功效	鉴别功效	记忆点	
麝香	开窍醒神	活血通经，消肿止痛，催生下胎	外用适量，不入煎剂	治热闭、寒闭神昏
冰片		清热止痛		治热闭神昏；用量 0.15～0.3g
苏合香		辟秽，止痛		用量 0.3～1g
石菖蒲		豁痰，益智，化湿开胃	治痰湿秽浊神昏、脘腹痞满、噤口痢	

第二十单元 补虚药

考点 补气药

补气药（一）

药名	相同功效	鉴别功效	记忆点	
人参	补脾肺气生津	大补元气，安神益智，复脉固脱，养血	反藜芦	治元气虚脱证
党参		养血		治气血两虚
西洋参		养阴清热		中阳衰微、胃有寒湿者忌用
太子参		健脾润肺		治脾肺气阴两虚证

补气药（二） ★

药名	功效	记忆点
黄芪	补气升阳，固表止汗，利水消肿，生津养血，行滞通痹，托毒排脓，敛疮生肌	治溃久难敛、中风半身不遂
白术	健脾益气，燥湿利水，止汗，安胎	生用燥湿利水；炒用健脾止泻

续表

药名	功效	记忆点
甘草	补脾益气，祛痰止咳，缓急止痛，清热解毒，调和诸药	生用——清热解毒；蜜炙——补益心脾、润肺止咳；不可与京大戟、芫花、甘遂同用
山药	补脾养胃，生津益肺，补肾涩精	
白扁豆	健脾化湿，和中消暑，解毒	
大枣	补中益气，养血安神	
蜂蜜	补中，润燥，止痛，解毒，外用生肌敛疮	

考点 补阳药

补阳药（一）

药名	相同功效	鉴别功效	记忆点
鹿茸	补肾阳，益精血，强筋骨，调冲任，托疮毒		甘、咸，温，归肾、肝经
淫羊藿	补肾阳，强筋骨，祛风湿		治肾阳虚衰之精少不育
巴戟天			治肾阳亏虚、精血不足之证
杜仲	补肝肾，强筋骨	安胎	治习惯性堕胎，高血压肝肾不足者常用
续断		止崩漏，疗伤续折	治崩漏、乳汁不行、痈疽疮疡、跌打损伤

续表

药名	相同功效	鉴别功效	记忆点
菟丝子	补肾益精，养肝明目，固精缩尿	止泻，安胎，外用消风祛斑	
沙苑子			
补骨脂	补肾壮阳，温脾止泻，纳气平喘，外用消风祛斑		

补阳药（二）

药名	功效	记忆点
肉苁蓉	温肾阳，益精血，润肠通便	阴虚火旺、大便泄泻者不宜服用
锁阳		
益智	暖肾固精缩尿，温脾开胃摄唾	
紫河车	补肾益精，养血益气	治气血不足诸证、肺肾两虚之咳喘
蛤蚧	补肺益肾，纳气平喘，助阳益精	
冬虫夏草	补肾益肺，止血化痰	治久咳虚喘
仙茅	补肾阳，强筋骨，祛寒湿	

考点　补血药★

药名	相同功效	鉴别功效	记忆点
当归	补血调经，活血止痛，润肠通便		治血虚有寒，跌打损伤
白芍	养血调经，敛阴止汗，柔肝止痛，平抑肝阳		治血虚有热，胸胁疼痛，止汗；反藜芦
熟地黄	补血养阴	填精益髓	治肝肾阴虚；滋腻碍胃
阿胶		润燥，止血	治肺阴虚燥咳，阴虚风动
何首乌	生用：解毒，消痈，截疟，润肠通便；制用：补肝肾，益精血，乌须发，强筋骨，化浊降脂		
龙眼肉	补益心脾，养血安神		

考点 补阴药

补阴药（一）

药名	相同功效	鉴别功效	记忆点
北沙参	养阴清肺，益胃生津		清养肺胃作用强
南沙参		补气，化痰	兼益气、祛痰，宜于气阴两伤及燥痰咳嗽者
麦冬	养阴生津	润肺清心	宁心安神；治胃阴虚、肺阴虚、心阴虚
天冬		清肺润燥	清火与润燥力强于麦冬，且入肾滋阴

补阴药（二）

药名	相同功效	鉴别功效	记忆点	
龟甲	滋阴潜阳	益肾健骨，养血补心，固经止崩	经砂炒醋淬后，去腥	长于滋肾，兼健骨、补血、养心
鳖甲		退热除蒸，软坚散结		长于退虚热，兼软坚散结
石斛	益胃生津，润阴清热		治胃阴虚、肾阴虚	
玉竹	养阴润燥，生津止渴		治胃阴虚、肺阴虚	
百合	养阴润肺，清心安神		治肺阴虚	
黄精	补气养阴，健脾，润肺，益肾			

续表

药名	相同功效	鉴别功效	记忆点
枸杞子		益精明目	治肝肾阴虚、早衰证
女贞子	滋补肝肾	乌须明目	入丸散剂效佳；以黄酒拌蒸制可避免滑肠
墨旱莲		凉血止血	
楮实子	滋肾清肝，明目利尿		

第二十一单元 收涩药

考点 固表止汗药

药名	相同功效	鉴别功效
麻黄根	固表止汗	
浮小麦		益气，除热

考点 敛肺涩肠药

药名	功效			记忆点
五味子	收敛固涩，益气生津，补肾宁心			既入肺肾经而敛肺滋肾，又入心经宁心安神
五倍子	涩肠止泻	敛肺降火，涩肠止泻，固精止遗，敛汗止血，收湿敛疮		
乌梅	涩肠止泻	敛肺止咳	安蛔止痛，生津止渴	治肺虚久咳，炒炭可止血，外敷可消疮毒
诃子	涩肠止泻	敛肺止咳	利咽开音	煨用——涩肠止泻；生用——敛肺清热、利咽开音
肉豆蔻	涩肠止泻	温中行气		用于五更泻；湿热泻痢者忌用
赤石脂	涩肠止泻	收敛止血，敛疮生肌		畏肉桂；湿热积滞泻痢者忌用

考点 固精缩尿止带药

药名	功效	记忆点
山茱萸	收敛固涩，补益肝肾	治腰膝酸软、崩漏，大汗不止、消渴
桑螵蛸	固精缩尿，补肾助阳	
海螵蛸	固精止带，收敛止血，制酸止痛，收湿敛疮	治胃痛吐酸、湿疮湿疹
莲子	固精止带，补脾止泻，益肾养心	治心悸失眠
芡实	益肾固精，健脾止泻，除湿止带	
金樱子	固精缩尿止带，涩肠止泻	
椿皮	收敛止带，止泻，清热燥湿，止血	

第二十二单元　攻毒杀虫止痒药

药名	相似功效	鉴别功效
雄黄	解毒，杀虫	祛痰截疟
硫黄	外用解毒杀虫止痒	内服补火助阳通便

第二十三单元　拔毒化腐生肌药

药名	功效	记忆点
升药	拔毒，去腐	仅供外用；有大毒
砒石	外用攻毒杀虫，蚀疮去腐；内服祛痰平喘，截疟	剧毒

第四篇

方剂学

第一单元 总论

考点 方剂的组成和变化

方剂的组成原则	君药	治证主药
	臣药	①辅君。②治兼证
	佐药	①佐助药：辅君臣以强效。②佐制药：弱君臣毒峻之性。③反佐药
	使药	①引经药：带诸药入病所。②调和药：调和诸药
方剂的变化	药味的增损	方中君药不变为前提，加减方中其他药物。如逍遥散变化为黑逍遥散
	药量的增加	方中药物组成不变为前提
	剂型的变化	方中药物组成及配伍用量比例不变为前提

考点 剂型

剂型	特点
汤剂	吸收迅速，药效快，便于随证化裁，适用于重症及病情不稳定者
丸剂	吸收慢，药效持久，节省药材，体积小，便于携带与服用
散剂	制备简便，吸收较快，节省药材，不易变质，易于携带和服用

第二单元 解表剂

考点 辛温解表剂 ★

剂名	功用		主治	组成
麻黄汤	发汗解表，宣肺平喘		外感风寒表实证	麻黄、桂枝、甘草、杏仁
桂枝汤	解肌发表，调和营卫		外感风寒表虚证	桂枝、芍药、甘草、生姜、大枣
小青龙汤	解表散寒，温肺化饮		外寒里饮证	小小青龙最有功，风寒束表饮停胸，细辛半夏甘和味，姜桂麻黄芍药同。臣：干姜、细辛
大青龙汤	兼清里热	发汗解表	外感风寒，里有郁热证	麻黄汤加石膏、生姜、大枣
九味羌活汤		发汗祛湿	外感风寒湿邪，兼有里热证	九味羌活用防风，细辛苍芷与川芎，黄芩生地同甘草，分经论治宜变通
止嗽散	宣利肺气，疏风止咳		风痰犯肺证	止嗽散用桔甘前，紫菀荆陈百部研 止咳化痰兼透表，姜汤调服不用煎

考点 辛凉解表剂

剂名	功用	主治	组成
银翘散	辛凉透表，清热解毒	温病初起，温邪初犯肺卫证	银翘散主上焦疴，竹叶荆牛豉薄荷，甘桔芦根凉解法，轻宣温热煮无过
麻黄杏仁甘草石膏汤	辛凉解表，清肺平喘	表邪未解，肺热壅盛证	麻黄、杏仁、甘草、石膏
桑菊饮	疏风清热，宣肺止咳	风温初起证，但咳，身热不甚，口微渴	桑菊饮中桔杏翘，芦根甘草薄荷饶，清疏肺卫轻宣剂，风温咳嗽服之消
柴葛解肌汤	解肌清热	外感风寒，邪郁化热	柴葛解肌芷桔羌，膏芩芍草枣生姜

考点 扶正解表剂

剂名	相同功用	鉴别功用	主治	组成
败毒散	益气解表	散寒祛湿	气虚外感风寒湿证	人参败毒草苓芎，羌独柴前枳桔同
参苏饮		理气化痰	气虚外感风寒，内有痰湿	参苏饮内用陈皮，枳壳前胡半夏齐，干葛木香甘桔茯，气虚外感最相宜

第三单元 泻下剂

分类	剂名	功用	主治	组成
寒下剂	大承气汤	峻下热结	阳明腑实证、热结旁流证	大黄、芒硝、枳实、厚朴
	大陷胸汤	泄热逐水	水热互结之结胸证	大黄、芒硝、甘遂
温下剂	温脾汤	温补脾阳，攻下寒积	阳虚冷积证	温脾附子大黄硝，当归干姜人参草
润下剂	麻子仁丸	润肠泄热，行气通便	脾约证	麻子仁丸治脾约，枳朴大黄麻杏芍
	济川煎	温肾益精，润肠通便	肾虚便秘证	济川归膝肉苁蓉，泽泻升麻枳壳从
逐水剂	十枣汤	攻逐水饮	悬饮、水肿；清晨空腹服	芫花、甘遂、京大戟、大枣
攻补兼施剂	黄龙汤	攻下热结，益气养血	阳明腑实、气血不足证	黄龙汤中朴硝黄，参归甘桔枳枣姜

第四单元 和解剂

考点 和解少阳剂★

剂名	功用	主治	组成
小柴胡汤	和解少阳	①伤寒少阳证。②妇人伤寒，热入血室，经水适断，寒热发作有时。③疟疾、黄疸等少阳证者	小柴胡汤和解功，半夏人参甘草从，更加黄芩生姜枣，少阳百病此方宗
蒿芩清胆汤	清胆利湿，和胃化痰	少阳湿热痰浊证	蒿芩清胆枳竹茹，陈夏茯苓加碧玉

考点 调和肝脾剂、调和肠胃剂

分类	剂名	功用	主治	组成
调和肝脾	四逆散	透邪解郁，疏肝理脾	阳郁厥逆证、肝郁脾滞证	柴胡、芍药、枳实、炙甘草
	逍遥散	疏肝解郁，健脾养血	肝郁血虚脾虚证	逍遥散中当归芍，柴苓术草加姜薄
	痛泻要方	补脾柔肝，祛湿止泻	脾虚肝郁之痛泻证	痛泻要方用陈皮，术芍防风共成剂

续表

分类	剂名	功用	主治	组成
调和肠胃	半夏泻心汤	寒热并调，消痞散结	寒热互结之痞证	半夏泻心黄连芩，干姜草枣人参行

第五单元　清热剂

考点　清气分热剂、清营分热剂★

分类	剂名	相同功用	鉴别功用	主治	组成
清气分热	白虎汤	清热生津		阳明气分热盛	共同：石膏、甘草、粳米；
清气分热	竹叶石膏汤	清热生津	益气养胃	气阴两伤证	不同：知母、竹麦参夏
清营分热	清营汤	清营解毒，透热养阴		邪热初入营分	角地银翘玄连竹，丹麦清热更护阴
清营分热	犀角地黄汤	清热解毒，凉血散瘀		热入血分证	犀角、生地黄、赤芍、牡丹皮

考点　清热解毒剂

剂名	功用	主治	组成
凉膈散	泻火通便，清上泄下	中上二焦火热证	凉膈硝黄栀子翘，黄芩甘草薄荷饶
普济消毒饮	清热解毒，疏风散邪	大头瘟	普济消毒芩芩连，甘桔蓝根勃翘玄，升柴陈薄僵蚕人，大头瘟毒服之痊
黄连解毒汤	泻火解毒	三焦火毒	芩连柏栀

考点　清脏腑热剂

剂名	功用	主治	组成
龙胆泻肝汤	泻肝胆实火，清肝经湿热	肝胆实火上炎；肝经湿热下注	龙胆泻肝栀芩柴，木通泽泻车前归
左金丸	清肝泻火，降逆止呕	肝火犯胃	黄连、吴茱萸
清胃散	清胃凉血	胃火牙痛	清胃散中升麻连，当归生地丹皮全
玉女煎	清胃火滋肾阴	胃热阴虚	玉女石膏熟地黄，知母麦冬牛膝襄
芍药汤	清热燥湿，调气和血	湿热痢疾	芍药汤内用大黄，芩连归桂槟草香
白头翁汤	清热解毒，凉血止痢	热毒痢疾	秦连白柏（秦皮、黄连、白头翁、黄柏）
导赤散	清心养阴利水	心经火热证	导赤木通与车前，草梢竹叶四般功

续表

剂名	功用	主治	组成
泻白散	清泻肺热，止咳平喘	肺热咳喘	泻白桑皮地骨皮，甘草粳米四般宜

考点 清虚热剂

剂名	功用	主治	组成
当归六黄汤	滋阴泻火，固表止汗	阴虚火旺之盗汗	二地黄＋芪芩连柏
青蒿鳖甲汤	养阴透热	温病后期，热伏阴分证	青蒿鳖甲知地丹

第六单元 祛暑剂

剂名	功用	主治	组成
香薷散	祛暑解表，化湿和中	夏月伤于寒湿之阴暑证	香薷、白扁豆、厚朴、酒
六一散	清暑利湿	暑湿证	滑石、甘草
清暑益气汤	清暑益气，养阴生津	中暑受热，气津两伤证	王氏清暑益气汤，暑热气津已两伤，洋参麦斛粳米草，翠衣荷连知竹尝

第七单元　温里剂

考点　温中祛寒剂

剂名	功用		主治	组成
理中丸	温中祛寒，补中健脾		①脾胃虚寒证。②阳虚失血证。③中阳不足，阴寒上乘之胸痹，或脾气虚寒，不能摄津之病后多涎唾等	君：干姜（温中祛寒要药）；臣：人参；佐：白术、甘草
小建中汤	温中补虚	和里缓急	中焦虚寒，肝脾失调，阴阳不和	小建中汤芍药多，桂枝甘草姜枣和，更加饴糖补中脏
吴茱萸汤		降逆止呕	①胃寒呕吐证。②肝寒上逆证。③肾寒上逆证	吴茱萸、人参、大枣、生姜
大建中汤		缓急止痛	中阳衰弱，阴寒内盛之脘腹疼痛	蜀椒、干姜、人参
暖肝煎	温补肝肾，行气止痛		肝肾不足，寒滞肝脉证	暖肝煎中桂茴香，归杞乌沉茯加姜

考点 回阳救逆剂、温中散寒剂

分类	剂名	功用	主治	组成
回阳救逆剂	四逆汤	回阳救逆	少阴病，心肾阳衰寒厥证；太阳病误汗亡阳者	附子、甘草、干姜
温中散寒剂	当归四逆汤	温经散寒，养血通脉	血虚寒厥证	当归四逆用桂芍，细辛通草甘大枣

第八单元　表里双解剂

考点 解表清里剂、解表攻里剂

分类	剂名	功用	主治	组成
解表清里剂	葛根黄芩黄连汤	清解里热，解肌散邪	表证未解，邪热入里证	葛根黄芩黄连汤，再加甘草共煎尝

续表

分类	剂名	功用	主治	组成
解表攻里剂	大柴胡汤	和解少阳，内泄热结	少阳、阳明合病	大柴胡汤用大黄，枳芩夏芍枣生姜
	防风通圣散	疏风解表，泄热通里	风热壅盛，表里俱实证	防风通圣大黄硝，荆芥麻黄栀芍翘，甘桔芎归膏滑石，薄荷芩术力偏饶

第九单元 补益剂

考点 补气剂★

剂名	功用	主治	组成
四君子汤	益气健脾	脾胃气虚证	人参、白术、茯苓、甘草
参苓白术散	益气健脾，渗湿止泻	脾虚湿盛证，肺脾气虚，痰湿咳嗽	参苓白术扁豆陈，山药甘莲砂薏仁，桔梗上浮兼保肺，枣汤调服益脾神

续表

剂名	功用	主治	组成
补中益气汤	补中益气，升阳举陷	气虚发热证，脾胃气虚证，气虚下陷证	补中益气芪术陈，升柴参草当归身
玉屏风散	益气固表止汗	表虚自汗	防风、黄芪、白术
生脉散	益气生津，敛阴止汗	气阴两伤证	人参、麦冬、五味子

考点 补血剂、气血双补剂

分类	剂名	功用	主治	组成
补血剂	四物汤	补血养血	营血虚滞证	芎地芍归（穹地少归）；注：熟地黄
	当归补血汤	补气生血	血虚发热证	黄芪、当归
	归脾汤	益气补血，健脾养心	心脾气血两虚证；脾不统血证	归脾汤用术参芪，归草茯神远志随，酸枣木香龙眼肉，煎加姜枣益心脾

续表

分类	剂名	功用	主治	组成
气血双补剂	炙甘草汤	滋阴养血，益气温阳，复脉定悸	阴血不足，阳气虚弱；虚劳肺痿	炙甘草汤参桂姜，麦冬生地麻仁襄，大枣阿胶加酒服，桂枝生姜为佐药
	八珍汤	补血益气	气血两虚证	四君子汤 + 四物汤

考点 补阴剂、补阳剂、阴阳双补剂

分类	剂名	功用	主治	组成
补阴剂	六味地黄丸	填精滋阴补肾	肾阴精不足证	地八山山四，丹苓泽泻三（三补三泻）
	大补阴丸	滋阴降火	阴虚火旺证	大补阴丸知柏黄，龟甲脊髓蜜成方
	一贯煎	滋阴疏肝	肝肾阴虚，肝气郁滞证	一贯煎中生地黄，沙参归杞麦冬藏
	左归丸	滋补肾阴，填精益髓	真阴不足证	左归丸内山药地，黄肉枸杞与牛膝，菟丝龟鹿二胶合，壮水之主第一方

续表

分类	剂名	功用	主治	组成
补阳剂	肾气丸	补肾助阳，化生肾气	肾阳气不足证	六味地黄丸+桂附（贵妇）；注：桂枝体现"阴中求阳、少火生气"
	右归丸	温补肾阳，填精益髓	肾阳不足，命门火衰证	地山山枸，体现"阴中求阳"
阴阳双补剂	地黄饮子	滋肾阴，补肾阳，化痰开窍	喑痱	地黄饮子山茱斛，麦味菖蒲远志茯，苁蓉桂附巴戟天，少入薄荷姜枣服

第十单元 固涩剂

考点 固表止汗剂

剂名	功用	主治	组成
牡蛎散	敛阴止汗，益气固表	自汗，盗汗证	黄芪、麻黄根、煅牡蛎、小麦

考点 敛肺止咳剂、涩肠固脱剂

分类	剂名	功用	主治	组成
敛肺止咳剂	九仙散	敛肺止咳，益气养阴	久咳伤肺，气阴两伤证	九仙散中罂粟君，五味乌梅共为臣，参胶款桑贝桔梗，敛肺止咳益气阴
涩肠固脱剂	真人养脏汤	涩肠固脱，温补脾肾	脾胃虚寒，久泻久痢证	真人养脏木香诃，当归肉蔻与粟壳，术芍参桂甘草共，脱肛久痢服之瘥
	四神丸	涩肠止泄，温肾暖脾	脾肾虚寒之五更肾泻	四神故纸吴茱萸，肉蔻除油五味具，大枣生姜同煎合，五更肾泻最相宜

考点 涩精止遗剂、固崩止带剂

分类	剂名	功用	主治	组成
涩精止遗剂	桑螵蛸散	固精止遗，调补心肾	心肾两虚的尿频或滑精证	桑螵蛸散龙龟甲，参归茯神首远合
固崩止带剂	固冲汤	固冲摄血，益气健脾	脾气衰弱，冲脉不固之血崩证	固冲芪术山萸芍，龙牡倍棕茜海蛸
	固经丸	固经止血，滋阴清热	阴虚血热之崩漏	固经龟板芍药芩，黄柏椿根香附应
	易黄汤	补益脾肾，清热祛湿	脾肾两虚，湿热带下证	炒山药、炒芡实、黄柏、车前子、白果

第十一单元 安神剂

分类	剂名	功用	主治	组成
重镇安神剂	朱砂安神丸	镇心安神，清热养血	心火偏盛，阴血不足证	朱砂安神东垣方，归连甘草合地黄
滋养安神剂	天王补心丹	补心安神，滋阴养血	阴亏内热，心神不宁证	补心地归二冬仁，远茯味砂桔三参（三参：人参、丹参、玄参）
滋养安神剂	酸枣仁汤	清热除烦，养血安神	肝血不足，虚热扰神证	酸枣仁汤治失眠，川芎知草茯苓煎 君：酸枣仁（养血补心，宁心安神）；臣：茯苓（宁心安神）

第十二单元 开窍剂

分类	剂名	相同功用	鉴别功用	主治
凉开剂	安宫牛黄丸	清热开窍	豁痰解毒	温热病,邪热内陷心包证
	紫雪		息风止痉	温热病,邪热内陷心包证,热盛动风证
	至宝丹		化浊解毒	中暑,中风,温病痰热内陷心包证
温开剂	苏合香丸	温通开窍,行气止痛		寒凝气闭证,中风证

第十三单元 理气剂

考点 行气剂

剂名	功用	主治	组成
越鞠丸	行气解郁	气郁所致之六郁证	行气解郁越鞠丸,香附芎苍栀曲研
柴胡疏肝散	疏肝解郁,行气止痛	肝气郁滞证	柴胡疏肝芍川芎,枳壳陈皮草香附

续表

剂名	功用	主治	组成
瓜蒌薤白白酒汤	行气祛痰，通阳散结	胸阳不振，痰气互结证	瓜蒌实、薤白、白酒
半夏厚朴汤	行气散结，降逆化痰	梅核气之痰气互结证	半夏厚朴与紫苏，茯苓生姜共煎服
厚朴温中汤	行气除满，温中燥湿	中焦寒湿气滞证	厚朴温中陈草苓，干姜草蔻木香停
天台乌药散	行气疏肝，散寒止痛	气滞寒凝证	天台乌药木茴香，巴豆制楝青槟姜

考点 降气剂

剂名	功用	主治	组成
苏子降气汤	降气平喘，祛痰止咳	上实下虚之喘咳证	苏子降气祛痰方，夏朴前苏甘枣姜，肉桂纳气归调血，上实下虚喘咳康
定喘汤	宜降肺气，清热化痰	风寒外束，痰热内壅之哮喘	定喘白果与麻黄，款冬半夏桑白皮，苏子黄芩甘草杏，宣肺平喘效力彰
旋覆代赭汤	降逆化痰，益气和胃	胃气虚弱，痰浊内阻	旋覆代赭重用姜，半夏人参甘枣尝

第十四单元 理血剂

考点　活血祛瘀剂 ★

剂名	相同功用	鉴别功用	主治	组成
桃核承气汤	泄热逐瘀		下焦蓄血证	桃核承气硝黄草，少佐桂枝温通妙
补阳还五汤	补气活血通络		气虚血瘀之中风	补阳还五芎桃红，赤芍归尾加地龙，四两生芪为君药
血府逐瘀汤	活血祛瘀	行气止痛	胸中血瘀证	血府逐瘀生地桃，红花当归甘草赤芍，桔梗枳壳柴芎膝，血化下行免作劳
复元活血汤	活血祛瘀	疏肝通络	跌打损伤，瘀血阻滞证	复原活血用柴胡，大黄花粉桃红入，当归山甲与甘草（注：大黄为君）
失笑散	活血祛瘀	散结止痛	瘀血疼痛证	五灵脂、炒蒲黄
桂枝茯苓丸	活血祛瘀	缓消癥块	瘀阻胞宫证	桂枝茯苓丹桃芍
温经汤	养血祛瘀	温经散寒	冲任虚寒，瘀血阻滞证	温经汤用桂萸芎，归芍丹皮姜麦冬，参草益脾胶养血，暖宫祛瘀在温通
生化汤	养血祛瘀	温经止痛	血虚寒凝，瘀血阻滞证	生化汤宜产后尝，归芎桃草酒炮姜

考点 止血剂

剂名	相同功用	鉴别功用	主治	组成
咳血方		清肝宁肺	肝火犯肺之咳血证	咳血方中诃子收,瓜蒌海粉山栀投,青黛蜜丸口噙化
小蓟饮子	凉血止血	利水通淋	热结下焦之血淋、尿血	小蓟生地藕蒲黄,滑竹通栀归草襄
十灰散			血热妄行之上部出血	十灰散用大小蓟,荷柏茅茜棕丹皮,山栀大黄俱为灰,上部出血此方宜
槐花散	清肠止血,疏风理气		风热湿毒壅遏之便血	槐花、侧柏叶、荆芥穗、枳壳
黄土汤	养血止血,温阳健脾		脾阳不足,脾不摄血证	黄土汤中芩地黄,术附阿胶甘草尝

第十五单元 治风剂

考点 疏散外风剂

剂名	功用	主治	组成
消风散	疏风养血,清热除湿	风毒湿热之风疹、湿疹	消风散中有荆防,蝉蜕胡麻苦参苍,石知蒡通归地草,风疹湿疹服之康

续表

剂名	功用		主治	组成
川芎茶调散	疏风止痛		外感风邪头痛	川芎茶调散荆防,辛芷薄荷甘草羌
大秦艽汤	祛风清热,养血活血		风邪初中经络证	大秦艽汤羌独防,辛芷芎芍二地当,苓术石膏黄芩草,风邪初中经络康
牵正散	祛风化痰通络	止痉	风痰阻络之口眼歪斜	白附子、白僵蚕、全蝎
小活络丹		除湿,活血止痛	风寒湿痹	二乌南星乳没龙

考点 平息内风剂

剂名	功用	主治	组成
羚角钩藤汤	凉肝息风,增液舒筋	肝热生风证	羚角钩藤菊花桑,地芍贝茹茯草襄
镇肝熄风汤	镇肝息风,滋阴潜阳	肝阳上亢,气血上逆之类中风	镇肝息风芍天冬,玄参龟甲赭茵从,龙牡麦芽膝草楝,肝阳上亢能奏功
天麻钩藤饮	平肝息风,清热活血,补益肝肾	肝阳偏亢,肝风上扰证	天麻钩藤石决明,栀杜寄生膝与芩,夜藤茯神益母草,主治眩晕与耳鸣
大定风珠	滋阴息风	阴虚风动证	大定风珠鸡子黄,麦地胶芍草麻仁,三甲并同五味子,滋阴息风是妙方

第十六单元 治燥剂

考点 轻宣润燥剂

剂名	功用	主治	组成
杏苏散	轻宣凉燥,理肺化痰	外感凉燥证	杏苏散内夏陈前,枳桔芩草姜枣研
清燥救肺汤	清燥润肺,益气养阴	温燥伤肺证	清燥救肺汤桑麦膏,参胶胡麻杏杷草
桑杏汤	清宣温燥,润肺止咳	外感温燥证	桑叶汤中象贝宜,沙参栀豉与梨皮

考点 滋阴润燥剂

剂名	功用	主治	组成
麦门冬汤	滋养肺胃,降逆下气	虚热肺痿,胃阴不足	麦门冬汤用人参,枣草粳米半夏存;麦冬:半夏=7:1;体现了补土生金,虚则补母
玉液汤	益气养阴,固肾止渴	消渴之气阴两虚证	

续表

剂名	功用	主治	组成
增液汤	增液润燥	阳明温病,津亏肠燥便秘证	玄参、麦冬、细生地黄
百合固金汤	滋润肺肾,止咳化痰	肺肾阴亏,虚火上炎证	百合固金二地黄,玄参贝母桔甘藏。麦冬芍药当归配,喘咳痰血肺家伤

第十七单元 祛湿剂

考点 化湿和胃剂

剂名	功用	主治	组成
平胃散	燥湿运脾,行气和胃	湿滞脾胃证	平胃散用朴陈皮,苍术甘草姜枣齐
藿香正气散	解表化湿,理气和中	外感风寒,内伤湿滞	

考点　清热祛湿剂

剂名	相同功用	鉴别功用	主治	组成
茵陈蒿汤	清热利湿	退黄	黄疸阳黄证	茵陈、栀子、大黄
三仁汤		宣畅气机	湿重于热之湿温病	三仁杏蔻薏苡仁，朴夏通草滑竹存 君：杏仁（宣上）、白蔻仁（畅中）薏苡仁（渗下）
甘露消毒丹		化浊解毒	湿温时疫，湿热并重证	甘露消毒蔻藿香，茵陈滑石木通菖，芩翘贝母射干薄，湿热时疫是主方
当归拈痛汤		疏风止痛	湿热相搏，外受风邪	当归拈痛猪苓泽，二术茵芩苦参葛，升麻防风知草，湿重热轻兼风邪
八正散	清热利水，泻火通淋		热淋	八正木通与车前，萹蓄大黄栀滑研，草梢瞿麦灯心草，湿热诸淋宜服煎
连朴饮	清热化湿，理气和中		湿热霍乱	连朴饮用香豆豉，菖蒲半夏焦山栀，芦根厚朴黄连入，湿热霍乱此方施
二妙散	清热燥湿		湿热下注证	黄柏、苍术、姜汁

考点　利水渗湿剂

剂名	相同功用	鉴别功用	主治	组成
五苓散	利水渗湿	温阳化气	蓄水证，痰饮，水湿内停证	五苓散治太阳腑，白术泽泻猪茯苓，桂枝化气兼解表，小便通利水饮逐
猪苓汤		清热养阴	水热互结伤阴证，热淋血淋	猪苓汤内有茯苓，泽泻阿胶滑石并
防己黄芪汤	健脾利水，益气祛风		气虚之风水、风湿证	防己、黄芪、白术、甘草

考点　温化寒湿剂

剂名	相同功用	鉴别功用	主治	组成
真武汤	温阳利水		阳虚水泛证；太阳病发汗太过，阳虚水泛证	真武附苓术芍姜，温阳利水壮肾阳；体现"阴得阳助则化""益火之源以消阴翳"
实脾散		健脾行气	脾肾阳虚，水气内停之阴水	干姜附苓术草从，木瓜香槟朴草果
苓桂术甘汤	温阳化饮，健脾利湿		中阳不足之痰饮	

考点 祛湿化浊和祛风胜湿剂

分类	剂名	功用	主治	组成
祛湿化浊剂	完带汤	化湿止带,补脾疏肝	脾虚肝郁,湿浊带下证	完带汤中二术陈,车前甘草和人参,柴芍怀山黑芥穗
	萆薢分清汤	温肾利湿,分清化浊	下焦虚寒之白浊、膏淋	益智仁、川萆薢、石菖蒲、乌药
祛风胜湿剂	羌活胜湿汤	祛风胜湿止痛	风湿犯表之痹证	羌活胜湿独防风,蔓荆藁本草川芎
	独活寄生汤	祛风湿,止痹痛,益肝肾,补气血	肝肾两亏,气血不足之痹证	独活寄生芄防辛,归芎地芍桂苓均,杜仲牛膝人参草

第十八单元 祛痰剂

分类	剂名	功用	主治	组成
燥湿化痰剂	二陈汤	燥湿化痰，理气和中	湿痰证	二陈汤用半夏陈，苓草梅姜一并存
	温胆汤	理气化痰 / 清胆和胃	胆胃不和，痰热内扰证	温胆夏茹枳陈助，佐以茯草姜枣煮
润燥化痰剂	贝母瓜蒌散		润肺清热	燥痰咳嗽	贝母瓜蒌臣花粉，橘红茯苓加桔梗
清热化痰剂	清气化痰丸	清热化痰，理气止咳	热痰咳嗽	清气化痰胆星蒌，夏芩杏陈枳实投，茯苓姜汁糊丸服
	小陷胸汤	清热涤痰，宽胸散结	痰热互结之小结胸证	连夏蒌（连下楼）

续表

分类	剂名	功用	主治	组成
温化寒痰剂	苓甘五味姜辛汤	温肺化饮	寒饮咳嗽	茯苓、甘草、干姜、细辛、五味子
	三子养亲汤	温肺化痰，降气消食	痰壅气逆食滞证	白芥子、紫苏子、莱菔子
化痰息风剂	半夏白术天麻汤	化痰息风，健脾祛湿	风痰上扰	半夏白术天麻汤，苓草橘红枣生姜

第十九单元　消食剂

分类	剂名	功用	主治	组成
消食化滞剂	保和丸	消食化滞，理气和胃	食积证	保和山楂莱菔曲，夏陈茯苓连翘齐
	枳实导滞丸	消食导滞，清热祛湿	湿热食积	枳实导滞曲连芩，大黄术泽与茯苓
健脾消食剂	健脾丸	健脾和胃，消食止泻	脾胃虚弱，食积内停证	健脾参术苓草陈，肉蔻香连合砂仁，楂肉山药曲麦炒，消补兼施不伤正

第二十单元　驱虫剂

剂名	功用	主治	组成
乌梅丸	安蛔止痛	蛔厥证	乌梅丸用细辛桂，黄连黄柏及当归，人参椒姜加附子，温中寓清在安蛔

第二十一单元　治痈疡剂

剂名	功用	主治	组成
大黄牡丹汤	泻热破瘀，散结消肿	湿热瘀滞之肠痈初起证	金匮大黄牡丹汤，桃仁芒硝瓜子襄
仙方活命饮	清热解毒，消肿溃坚，活血止痛	痈疡肿毒初起	仙方活命君银花，归芍乳没陈皂甲。防芷贝粉甘酒煎，阳证痈疡内消法

续表

剂名	功用	主治	组成
苇茎汤	清肺化痰，逐瘀排脓	肺痈，热毒壅滞，痰瘀互结	苇茎瓜瓣苡桃仁
阳和汤	温阳补血，散寒通滞	阳虚血弱，寒凝痰滞之阴疽	阳和熟地鹿角胶，姜炭肉桂麻芥草

第五篇

中医内科学

第一单元 肺系病证

考点 感冒

	证型	证候	治则	方药
常人感冒	风寒束表证	恶寒重，发热轻，无汗头痛	辛温解表	荆防达表汤（轻症），荆防败毒散（重症）
	风热犯表证	恶寒轻，发热著，流黄浊涕	辛凉解表	葱豉桔梗汤或银翘散
	暑湿伤表证	心烦口渴，渴不多饮	清暑祛湿解表	新加香薷饮
虚体感冒	气虚感冒证	咳痰无力，神疲体倦	益气解表	参苏饮
	阴虚感冒证	口干咽痛，舌红少苔，脉细数	滋阴解表	加减葳蕤汤

考点　咳嗽 ★

	证型	证候	治则	方药
外感咳嗽	风寒袭肺证	咳嗽声重，气急，鼻塞流清涕，恶寒发热无汗	疏风散寒，宣肺止咳	三拗汤+止嗽散
	风热犯肺证	咳嗽频剧，气粗，鼻流黄涕，恶风身热汗出	疏风清热，宣肺止咳	桑菊饮
	风燥伤肺证	唇鼻干燥，身热微寒	疏风清肺，润燥止咳	桑杏汤
内伤咳嗽	痰湿蕴肺证	食后痰多易咳，食少体倦，便溏	燥湿化痰，理气止咳	二陈平胃散+三子养亲汤
	痰热郁肺证	痰多质稠色黄，面赤身热	清热肃肺，豁痰止咳	清金化痰丸
	肝火犯肺证	咳逆阵作，咽干口苦，随情绪波动增减	清肺泻肝，顺气降火	黛蛤散合黄芩泻白散
	肺阴亏耗证	干咳，痰中带血，颧红，潮热盗汗	滋阴清热，润肺止咳	沙参麦冬汤

考点　哮病 ★

	证型	证候	治则	方药
发作期	冷哮证	哮鸣如水鸡声，形寒怕冷	温肺散寒，化痰平喘	射干麻黄汤或小青龙汤
	热哮证	痰鸣如吼，口苦，口渴喜饮	清热宣肺，化痰定喘	定喘汤或越婢加半夏汤
	寒包热哮证	外寒——发热恶寒，无汗身痛；里热——痰黏色黄，口干便干	解表散寒，清化痰热	小青龙加石膏汤或厚朴麻黄汤
	风痰哮证	痰涎壅盛，声如拽锯或吹哨笛，坐不得卧	祛风涤痰，降气平喘	三子养亲汤
	虚哮证	哮鸣如鼾，声低气促，咳痰无力	补肺纳肾，降气化痰	平喘固本汤
缓解期	肺脾气虚证	气短声低，自汗怕风，食少便溏	健脾益气，补土生金	六君子汤
	肺肾两虚证	脑转耳鸣，腰酸腿软，不耐劳累	补益肺肾，纳气平喘	生脉地黄汤+金水六君煎

中医内科学

考点　喘证

<table>
<tr><th colspan="3">证型</th><th>证候</th><th>治则</th><th>方药</th></tr>
<tr><td rowspan="5">实喘</td><td>风寒壅肺证</td><td rowspan="4">喘逆胸胀</td><td>痰带泡沫，恶寒发热无汗</td><td>宣肺散寒</td><td>麻黄汤+华盖散</td></tr>
<tr><td>表寒肺热证</td><td>息粗鼻煽，形寒身热</td><td>解表清里，化痰平喘</td><td>麻杏石甘汤</td></tr>
<tr><td>痰热郁肺证</td><td>身热有汗，渴喜冷饮</td><td>清热化痰，宣肺平喘</td><td>桑白皮汤</td></tr>
<tr><td>痰浊阻肺证</td><td>咯吐不利，口黏不渴</td><td>祛痰降逆，宣肺平喘</td><td>二陈汤+三子养亲汤</td></tr>
<tr><td>肺气郁痹证</td><td colspan="2">情志刺激，息粗气憋，咽中如窒</td><td>开郁降气平喘</td><td>五磨饮子</td></tr>
<tr><td rowspan="3">虚喘</td><td>肺气虚耗证</td><td colspan="2">气怯声低，咳声低弱，自汗畏风</td><td>补肺益气养阴</td><td>生脉散+补肺汤</td></tr>
<tr><td>肾虚不纳证</td><td colspan="2">呼多吸少，气不得续，汗出肢冷</td><td>补肾纳气</td><td>金匮肾气丸+参蛤散</td></tr>
<tr><td>正虚喘脱证</td><td colspan="2">张口抬肩，端坐不能平卧，咳喘欲绝</td><td>扶阳固脱，震摄肾气</td><td>参附汤送服黑锡丹，配合蛤蚧粉</td></tr>
</table>

考点　肺痈

分期	证候	治则	方药
初期	恶寒发热，口干鼻燥	疏风散热，清肺化痰	银翘散
成痈期	壮热振寒，汗出烦躁，气急胸痛，咳吐浊痰，呈黄绿色	清肺解毒，化瘀消痈	苇茎汤+如金解毒散

续表

分期	证候	治则	方药
溃脓期	咳吐大量脓痰,身热面赤	排脓解毒	加味桔梗汤
恢复期	身热渐退,精神渐振,午后潮热	清热养阴,益气补肺	沙参清肺汤或桔梗杏仁煎

考点 肺痨

证型	证候		治则	方药
肺阴亏损证	阴虚证	干咳,午后自觉手足心热,隐痛	滋阴润肺	月华丸
虚火灼肺证		呛咳气急,咯血,急躁易怒,掣痛	滋阴降火	百合固金汤+秦艽鳖甲散
气阴耗伤证		咳嗽无力,气短声低,畏风怕冷,自汗与盗汗并见	益气养阴	保真汤或参苓白术散
阴阳虚损证		形寒肢冷	滋阴补阳	补天大造丸

第二单元　心系病证

考点　心悸★

证型	证候		治则	方药
心虚胆怯证	善惊易恐，坐卧不安，多梦惊醒		镇惊定志，养心安神	安神定志丸
心血不足证	头晕健忘，面色无华		补血养心，益气安神	归脾汤
阴虚火旺证	五心烦热，口干盗汗，舌红少苔		滋阴清火，养心安神	天王补心丹＋朱砂安神丸
心阳不振证	胸闷气短，面色苍白	形寒肢冷	温补心阳，安神定悸	桂枝甘草龙骨牡蛎汤＋参附汤
水饮凌心证	渴不欲饮，浮肿尿少		振奋心阳，化气行水，宁心安神	苓桂术甘汤
瘀阻心脉证	痛如针刺，唇甲青紫		活血化瘀，理气通络	桃仁红花煎＋桂枝甘草龙骨牡蛎汤
痰火扰心证	时发时止，受惊易作，便结尿赤		清热化痰，宁心安神	黄连温胆汤

考点 胸痹

分期	证型	证候	治则	方药
发作期	心血瘀阻证	痛有定处，入夜为甚	活血化瘀，通脉止痛	血府逐瘀汤
	气滞心胸证	时欲太息，情志不遂诱发	疏肝理气，活血通络	柴胡疏肝散
	痰浊痹阻证	痰多气短，体沉肥胖	通阳泄浊，豁痰宣痹	瓜蒌薤白半夏汤 + 涤痰汤
	寒凝心脉证	遇寒而发，手足不温	辛温散寒，宣通心阳	枳实薤白桂枝汤 + 当归四逆汤
缓解期	气阴两虚证	气短乏力，懒言声低	益气养阴，活血通脉	生脉散 + 人参养荣汤
	心肾阴虚证	虚烦不寐，腰膝酸软，盗汗	滋阴清火，养心和络	天王补心丹 + 炙甘草汤
	心肾阳虚证	面色㿠白，神倦怯寒	温补阳气，振奋心阳	参附汤 + 右归饮

考点 心衰★

证型	证候		治则	方药
气虚血瘀证	心悸、气喘、肢体水肿	神疲乏力，自汗，面色㿠白，喘息不得卧，舌淡暗有斑	补益心肺，活血化瘀	保元汤＋血府逐瘀汤
气阴两虚证		神疲乏力，口干，五心烦热，两颧潮红	益气养阴，活血化瘀	生脉散＋血府逐瘀汤
阳虚水泛证		尿少，神疲乏力，畏寒肢冷，便溏，胸部刺痛	益气温阳，化瘀利水	真武汤＋葶苈大枣泻肺汤
喘脱危证		面色晦暗，烦躁不安，四肢厥冷，脉微细欲绝	回阳固脱	参附龙骨牡蛎汤

考点 不寐

证型	证候	治则	方药
肝火扰心证	急躁易怒，头晕头胀，目赤耳鸣，口干而苦	疏肝泻火，镇心安神	龙胆泻肝汤
痰热扰心证	胸闷脘痞，泛恶嗳气，口苦，头重，目眩	清化痰热，和中安神	黄连温胆汤

续表

证型	证候	治则	方药
心脾两虚证	多梦易醒,心悸健忘,神疲食少,腹胀便溏	补益心脾,养血安神	归脾汤
心肾不交证	头晕耳鸣,腰膝酸软,潮热盗汗,五心烦热	滋阴降火,交通心肾	六味地黄丸+交泰丸
心胆气虚证	触事易惊,终日惕惕,胆怯心悸	益气镇惊,安神定志	安神定志丸+酸枣仁汤

第三单元 脑系病证

考点 头痛

	证型	头痛特点	证候	治则	方药
外感头痛	风寒头痛	掣痛	风寒表证——痛连项背,恶风畏寒	疏风散寒止痛	川芎茶调散
	风热头痛	胀痛	风热证——面红目赤,口渴喜饮	疏风清热和络	芎芷石膏汤
	风湿头痛	如裹	表湿证——四肢困重,胸闷纳呆	祛风胜湿通窍	羌活胜湿汤

続表

	证型	头痛特点	证候	治则	方药
内伤头痛	肝阳头痛	偏头痛	阳亢火动——口苦目赤，烦躁少寐	平肝潜阳息风	天麻钩藤饮
	肾虚头痛	空痛	肾阴虚证——腰酸耳鸣，神疲失眠	养阴补肾，填精生髓	大补元煎
	血虚头痛	隐痛	气虚血少——自汗气短，纳少心悸	养血滋阴，和络止痛	加味四物汤
	痰浊头痛	昏蒙	痰浊中阻——胸脘痞闷，呕恶痰涎	健脾燥湿，化痰降逆	半夏白术天麻汤
	瘀血头痛	刺痛	舌紫脉涩	活血化瘀，通窍止痛	通窍活血汤

考点　眩晕

证型	证候		治则	方药
肝阳上亢证	眩晕	头胀耳鸣，急躁易怒	平肝潜阳，清火息风	天麻钩藤饮
气血亏虚证		神疲乏力，唇甲不华	补养气血，调养心脾	归脾汤
肾精不足证		腰酸膝软，颧红咽干，形寒肢冷	滋养肝肾，益精填髓	左归丸
痰浊上蒙证		头重如蒙，胸闷恶心，食少寐多	化痰祛湿，健脾和胃	半夏白术天麻汤
瘀血阻窍证		头痛如刺，面唇紫暗，舌有瘀斑	活血化瘀，通窍活络	通窍活血汤

考点　中风

中经络的辨证论治

证型	证候		治则	方药
风痰瘀阻证	意识清楚，口舌歪斜，语言不利，半身不遂	头晕头痛，手足麻木，舌紫暗	息风化痰，活血通络	半夏白术天麻汤+桃仁红花煎
风阳上扰证		头晕头痛，耳鸣目眩	平肝潜阳，活血通络	天麻钩藤饮
阴虚风动证		头晕耳鸣，腰膝酸软，手指瞤动	滋阴潜阳，息风通络	镇肝息风汤

中脏腑的辨证论治★

证型		证候		治则	方药
闭证	阳闭证	突然昏仆，不省人事，牙关紧闭，口噤不开，两手握固，二便闭，肢体偏瘫	面红身热，气粗口臭，躁动不安，痰多而黏	清肝息风，豁痰开窍	羚羊角汤+安宫牛黄丸
	阴闭证		面白唇暗，静卧不烦，四肢不温，痰涎壅盛	豁痰息风，辛温开窍	涤痰汤+苏合香丸
脱证（阴竭阳亡）		突然昏仆，不省人事，目合口张，鼻鼾息微，手撒肢冷，汗多，二便自遗，肢软		回阳救阴，益气固脱	参附汤+生脉散

中风恢复期的辨证论治

证型	证候	治则	方药
风痰瘀阻	肢麻，口眼歪斜，舌强语謇	搜风化痰，行瘀通络	解语丹
气虚络瘀	肢软，肢体偏枯无力，面色萎黄	益气养血，化瘀通络	补阳还五汤
肝肾亏虚	肢硬、拘挛变形，舌强不语，肌肉萎缩	滋养肝肾	左归丸+地黄饮子

考点 痫病

证型	证候		治则	方药
风痰痹阻证	发作前心情不悦，发作呈多样性		涤痰息风，开窍定痫	定痫丸
痰火扰神证	昏仆抽搐，吐涎吼叫，急躁易怒，心烦失眠，口苦咽干		清热泻火，化痰开窍	龙胆泻肝汤+涤痰汤
瘀阻脑络证	痛有定处，单侧肢体抽搐，口唇青紫		活血化瘀，息风通络	通窍活血汤
心脾两虚证	心神失养——心悸气短，失眠多梦，神思恍惚，头晕目眩	脾虚——神疲乏力，体瘦纳呆，大便溏薄	补益气血，健脾宁心	六君子汤+归脾汤
心肾亏虚证		肾虚——耳轮枯焦，腰膝酸软	补益心肾，潜阳安神	左归丸+天王补心丹

考点 痴呆

证型	证候	治则	方药
髓海不足证	头晕耳鸣，齿枯发焦，步履艰难	补肾益髓，填精养神	七福饮
脾肾两虚证	伴腰膝酸软，食少纳呆	补肾健脾，益气生精	还少丹
痰浊蒙窍证	不思饮食，口多痰涎，头重如裹	豁痰开窍，健脾化浊	涤痰汤
瘀血内阻证	肌肤甲错，口干不欲饮，双目晦暗	活血化瘀，开窍醒脑	通窍活血汤

第四单元　脾胃病证

考点 胃痛

证型	证候	治则	方药
寒邪客胃证	胃痛暴作，恶寒喜暖，得温痛减	温胃散寒，行气止痛	香苏散合良附丸
饮食伤胃证	胀满拒按，嗳腐吞酸，吐不消化食物	消食导滞，和胃止痛	保和丸
肝气犯胃证	脘痛连胁，善叹息，随情志加重	疏肝理气，和胃止痛	柴胡疏肝散
湿热中阻证	嘈杂灼热，口干口苦，渴不欲饮	清热化湿，理气和胃	清中汤
胃阴亏虚证	饥不欲食	养阴益胃，和中止痛	一贯煎＋芍药甘草汤

续表

证型	证候	治则	方药
瘀血停胃证	针刺刀割，痛有定处，入夜尤甚	化瘀通络，理气和胃	失笑散 + 丹参饮
脾胃虚寒证	隐痛缠绵，喜温喜按，空腹痛甚，得食则缓，劳累或受凉后发作加重	温中健脾，和胃止痛	黄芪建中汤

考点 痞满

证型	证候	治则	方药
饮食内停证	进食尤甚，嗳腐吞酸	消食和胃，行气消痞	保和丸
痰饮中阻证	头晕目眩，身重困倦，呕恶纳呆	除湿化痰，理气和中	二陈平胃汤
湿热阻胃证	恶心呕吐，口干不欲饮，口苦	清热化湿，和胃消痞	连朴饮
肝胃不和证	心烦易怒，善太息，呕恶嗳气	疏肝解郁，和胃消痞	越鞠丸 + 枳术丸
脾胃虚弱证	喜温喜按，纳呆便溏，神疲乏力	补气健脾，升清降浊	补中益气汤
胃阴不足证	胃脘嘈杂，饥不欲食	养阴益胃，调中消痞	益胃汤

考点 呕吐

证型	证候	治则	方药
外邪犯胃证	突然呕吐，发热恶寒	疏邪解表，化浊和中	藿香正气散

续表

证型	证候	治则	方药
食滞内停证	呕吐酸腐,脘腹胀满	消食化滞,和胃降逆	保和丸
痰饮中阻证	清水痰涎,头眩心悸	温中化饮,和胃降逆	小半夏汤+苓桂术甘汤
肝气犯胃证	呕吐吞酸,胸胁胀痛	疏肝理气,和胃降逆	四七汤
脾胃气虚证	食入难化,恶心呕吐	健脾益气,和胃降逆	香砂六君子汤
脾胃阳虚证	食多即吐,喜暖恶寒	温中健脾,和胃降逆	理中汤
胃阴不足证	反复发作,时作干呕,饥不欲食	滋养胃阴,降逆止呕	麦门冬汤

考点 噎膈

证型	证候	治则	方药
痰气交阻证	胸膈满痛,情志抑郁时则加重	开郁化痰,润燥降气	启膈散
瘀血内结证	呕出物如赤豆汁,胸痛固定,舌紫暗	滋阴养血,破血行瘀	通幽汤
津亏热结证	大便坚如羊屎,形瘦面晦	滋养津液,泻热散结	沙参麦冬汤
气虚阳微证	面浮足肿,面色㿠白,形寒气短,精神疲惫	温补脾肾	补气运脾汤

考点 呃逆

证型	呃声	证候	治则	方药
胃寒气逆证	沉缓有力	胃脘不舒,得热则减,喜食热饮	温中散寒,降逆止呃	丁香散
胃火上逆证	洪亮有力	冲逆而出,口臭烦渴,多喜冷饮	清胃泄热,降逆止呃	竹叶石膏汤
气机郁滞证	连声	情志不畅,嗳气纳减,肠鸣矢气	顺气解郁,和胃降逆	五磨饮子
脾胃阳虚证	低长无力不得续	泛吐清水,喜温喜按,面色㿠白,手足不温,食少便溏	温补脾胃,降逆止呃	理中丸
胃阴不足证	短促而不得续	口干咽燥,烦躁不安,食后饱胀	养胃生津,降逆止呃	益胃汤

考点 腹痛

证型	腹痛	证候	治则	方药
寒邪内阻证	腹痛急起,剧烈拘急	得温痛减,遇寒痛甚	温里散寒,理气止痛	良附丸 + 正气天香散
湿热壅滞证	胀痛拒按	烦渴引饮	泄热通腑,行气导滞	大承气汤
饮食积滞证	胀痛拒按	嗳腐吞酸,痛而欲泻,泻后痛减	消食导滞,理气止痛	枳实导滞丸
肝郁气滞证	攻窜两胁	嗳气、矢气则舒,情志变化加剧	疏肝解郁,理气止痛	柴胡疏肝散

续表

证型	腹痛	证候	治则	方药
瘀血内停证	痛如针刺	经久不愈，舌质紫暗	活血化瘀，和络止痛	少腹逐瘀汤
中脏虚寒证	腹痛绵绵	喜热喜按，气短懒言，形寒肢冷	温中补虚，缓急止痛	小建中汤

考点 泄泻★

证型	证候		治则	方药
寒湿内盛证	腹痛肠鸣	泄泻清稀，甚如水样	芳香化湿，解表散寒	藿香正气散
湿热伤中证		泻下急迫，粪色黄褐	清热燥湿，分利止泻	葛根黄芩黄连汤
食滞肠胃证		臭如败卵，泻后痛减	消食导滞，和中止泻	保和丸
肝气乘脾证		攻窜作痛，矢气频作，情志诱发	抑肝扶脾	痛泻要方
脾胃虚弱证	时溏时泻，稍进油腻则大便次数增多		健脾益胃，化湿止泻	参苓白术散
肾阳虚衰证	黎明前脐腹作痛，肠鸣即泄，完谷不化		温肾健脾，固涩止泻	四神丸

考点　痢疾

证型	证候		治则	方药
湿热痢	腹痛，里急后重，泻下赤白脓血	大便腥臭，肛门灼热	清肠化湿，调和气血	芍药汤
疫毒痢		起病急骤，壮热口渴，下痢鲜紫脓血	清热解毒，凉血除积	白头翁汤
寒湿痢		赤白黏冻，白多赤少	温中燥湿，调气和血	不换金正气散
阴虚痢		脓血黏稠，脐腹灼痛，虚坐努责	养阴和营，清肠化湿	驻车丸
虚寒痢		稀薄白冻，食少神疲，畏寒肢冷	温补脾肾，涩肠固脱	桃花汤 + 真人养脏汤
休息痢		时发时止，日久不愈，饮食劳累而发	温中清肠，调气化滞	连理汤

考点　便秘

证型	证候	治则	方药
热秘	口干口臭，面红心烦	泄热导滞，润肠通便	麻子仁丸
气秘	便而不爽，肠鸣矢气，嗳气食少	顺气导滞	六磨汤
冷秘	胁下偏痛，手足不温，呃逆呕吐	温里散寒，通便止痛	温脾汤

续表

证型	证候	治则	方药
气虚秘	汗出短气，便后乏力，面白神疲	益气润肠	黄芪汤
阴虚秘	如羊屎状，形体消瘦，颧红盗汗	滋阴通便	增液汤
阳虚秘	面色㿠白，四肢不温，喜热畏冷	温阳通便	济川煎

第五单元 肝胆病证

考点 胁痛 ★

证型	证候	治则	方药
肝郁气滞证	走窜不定，疼痛因情志而增减，嗳气频作	疏肝理气	柴胡疏肝散
肝胆湿热证	胀痛/灼热疼痛，身目发黄	清热利湿	龙胆泻肝汤
瘀血阻络证	痛有定处，痛处拒按，入夜痛甚	祛瘀通络	血府逐瘀汤/复元活血汤
肝络失养证	胁肋隐痛，悠悠不休，遇劳加重	养阴柔肝	一贯煎

考点 黄疸

	证型	证候		治则	方药
阳黄	热重于湿证	黄色鲜明	发热口渴，苔黄腻	清热通腑，利湿退黄	茵陈蒿汤
	湿重于热证		头重身困，胸脘痞满	利湿化浊运脾，佐以清热	茵陈五苓散＋甘露消毒丹
	胆腑郁热证		上腹右胁胀闷疼痛	疏肝泄热，利胆退黄	大柴胡汤
	疫毒炽盛证	黄疸加重，其色如金，皮肤瘙痒		清热解毒，凉血开窍	犀角散
阴黄	寒湿阻遏证	黄色晦暗	脘痞纳少，神疲畏寒	温中化湿，健脾和胃	茵陈术附汤
	脾虚湿滞证		肢软乏力，心悸便溏	健脾养血，利湿退黄	黄芪建中汤
黄疸消退后	湿热留恋证	脘痞胀闷，胁肋隐痛	口苦尿赤，脉濡数	清热利湿	茵陈四苓散
	肝脾不调证		肢倦乏力，大便不调	调和肝脾，理气助运	柴胡疏肝散、归芍六君子汤
	气滞血瘀证		胁下结块，面颈赤丝	疏肝理气，活血化瘀	逍遥散＋鳖甲煎丸

考点 积证

证型	证候		治则	方药
气滞血阻证	腹部积块固定	质软不坚，胁肋疼痛，脘腹痞满	理气消积，活血散瘀	大七气汤
瘀血内结证		质地较硬，刺痛，面色晦暗	祛瘀软坚，佐以扶正健脾	膈下逐瘀汤＋六君子汤
正虚瘀结证		坚硬，隐痛，肌肉瘦削，神倦乏力，面色黧黑	补益气血，化瘀消积	八珍汤＋化积丸

考点 聚证

证型	证候		治则	方药
肝气郁结证	聚散无常	结块柔软，攻窜胀痛，脘胁胀闷不适，随情绪变化起伏	疏肝解郁，行气散结	逍遥散
食滞痰阻证		腹胀或痛，时有条索状物聚起，便秘，纳呆	理气化痰，导滞散结	六磨汤

考点 瘿病 ★

证型		证候	治则	方药
气郁痰阻证	颈前喉结两旁结块肿大	质软不痛,颈部觉胀,喜太息,随情志波动	理气舒郁,化痰消瘿	四海舒郁丸
痰结血瘀证		按之较硬,肿块经久未消,胸闷,纳差,舌暗	理气活血,化痰消瘿	海藻玉壶汤
肝火旺盛证		柔软光滑,急躁易怒,眼球突出,手指颤抖,面部烘热	清肝泻火,消瘿散结	栀子清肝汤+消瘰丸
心肝阴虚证		心悸,心烦少寐,易出汗,手指颤动,眼干,目眩	滋阴降火,宁心柔肝	天王补心丹/一贯煎

第六单元 肾系病证

考点 水肿 ★

	证型	证候	治则	方药
阳水	风水相搏证	来势迅速,恶寒发热,肢节酸楚,小便不利	疏风清热,宣肺行水	越婢加术汤
	湿毒浸淫证	身发疮痍溃烂,延及全身	宣肺解毒,利湿消肿	麻黄连翘赤小豆汤+五味消毒饮
	水湿浸渍证	全身水肿,下肢明显,按之没指	运脾化湿,通阳利水	五皮饮+胃苓汤
	湿热壅盛证	皮肤绷紧光亮,胸脘痞闷,烦热口渴	分利湿热	疏凿饮子
阴水	脾阳虚衰证	水肿日久 脘腹胀闷,纳减便溏	温运脾阳,以利水湿	实脾饮
	肾阳衰微证	腰酸冷痛,四肢厥冷,怯寒神倦	温肾助阳,化气行水	济生肾气丸+真武汤
	瘀水互结证	肿势不一,皮肤瘀斑,腰部刺痛	活血祛瘀,化气行水	桃红四物汤+五苓散

考点　淋证

证型	证候		治则	方药
热淋	小便频数，淋沥涩痛，小腹拘急引痛	短赤灼热，口苦呕恶	清热利湿通淋	八正散
石淋		尿中夹砂石，排尿时突然中断，尿道窘迫疼痛	清热利湿，通淋排石	石韦散
血淋		尿色深红，或夹血块	清热通淋，凉血止血	小蓟饮子
气淋		郁怒之后，小便涩滞，淋沥不畅	利气疏导，通淋利尿	沉香散
膏淋		小便浑浊如米泔水	清热利湿，分清泄浊	程氏萆薢分清饮
劳淋		淋沥不已，时作时止，遇劳即发	补脾益肾	无比山药丸

考点　癃闭

癃闭的辨证论治

证型	证候		治则	方药
膀胱湿热证	小便不畅，点滴不爽	短赤灼热，小腹胀满，渴不欲饮	清利湿热，通利小便	八正散
肺热壅盛证		咽干咳嗽，烦渴引饮，呼吸急促	清泄肺热，通利水道	清肺饮
肝郁气滞证		情志抑郁，多烦善怒，胁腹胀满	疏利气机，通利小便	沉香散
浊瘀阻塞证		尿如细线，阻塞不通，小腹胀痛	行瘀散结，通利水道	代抵当丸
脾气不升证		小腹坠胀，神疲乏力，气短声低	升清降浊，化气行水	补中益气汤+春泽汤
肾阳衰惫证		排出无力，面色㿠白，畏寒肢冷	温补肾阳，化气利水	济生肾气丸

考点　阳痿

证型	证候		治则	方药
命门火衰证	阳事不举	精薄清冷，畏寒肢冷，腰膝酸软，夜尿清长	温肾壮阳	赞育丸
心脾亏虚证		心悸，神疲乏力，面色萎黄，腹胀便溏	补益心脾	归脾汤
肝郁不舒证		心情抑郁，胁肋胀痛，脘闷不适	疏肝解郁	柴胡疏肝散
惊恐伤肾证		心悸易惊，胆怯多疑，有被惊吓史	益肾宁神	启阳娱心丹
湿热下注证		阴囊潮湿，瘙痒腥臭，小便赤涩灼痛	清利湿热	龙胆泻肝汤

第七单元 气血津液病证

考点 郁证

证型	证候			治则	方药
肝气郁结证	胁肋胀满	精神抑郁	痛无定处,脘闷嗳气	疏肝解郁,理气畅中	柴胡疏肝散
痰气郁结证			咽中如有物梗塞,吞之不下,咳之不出,"梅核气"	行气开郁,化痰散结	半夏厚朴汤
气郁化火证			性情急躁易怒,口苦而干	疏肝解郁,清肝泻火	加味逍遥散
心神失养证	情绪不宁	多疑易惊,悲忧善哭,喜怒无常,"脏躁"		甘润缓急,养心安神	甘麦大枣汤
心脾两虚证		多思善疑,头晕神疲,心悸胆怯		健脾养心,补益气血	归脾汤
心肾阴虚证	虚烦多梦,健忘,耳鸣,腰膝酸软,五心烦热,盗汗咽干			滋养心肾	天王补心丹+六味地黄丸

考点 血证

鼻衄、齿衄的辨证论治

	病证	证候	治则	方药
鼻衄	热邪犯肺证	鼻燥衄血，口干咽燥	清泄肺热，凉血止血	桑菊饮
	胃热炽盛证	血色鲜红，口干臭秽	清胃泻火，凉血止血	玉女煎
	肝火上炎证	头痛目眩，烦躁易怒	清肝泻火，凉血止血	龙胆泻肝汤
	气血亏虚证	神疲乏力，面色㿠白	补气摄血	归脾汤
齿衄	胃火炽盛证	血色鲜红，齿龈红肿疼痛，口臭	清胃泻火，凉血止血	加味清胃散 + 泻心汤
	阴虚火旺证	血色淡红，齿摇不坚	滋阴降火，凉血止血	六味地黄丸 + 茜根散

紫斑（肌衄）的辨证论治

病证		证候		治则	方药
紫斑	血热妄行证	皮肤青紫斑点	发热，口渴，便秘	清热解毒，凉血止血	十灰散
	阴虚火旺证		手足心热，潮热盗汗	滋阴降火，宁络止血	茜根散
	气不摄血证		久病不愈，神疲乏力	补气摄血	归脾汤

咳血、吐血、便血、尿血的辨证论治

	证型		证候	治则	方药
咳血	燥热伤肺证	痰中带血	喉痒咳嗽,口干鼻燥	清热润肺,宁络止血	桑杏汤
	肝火犯肺证		咳嗽阵作,烦躁易怒	清肝泻肺,凉血止血	泻白散+黛蛤散
	阴虚肺热证		咳嗽痰少,潮热盗汗	滋阴润肺,宁络止血	百合固金汤
吐血	胃热壅盛证		夹食物残渣,口臭便秘	清胃泻火,化瘀止血	泻心汤+十灰散
	肝火犯胃证		口苦胁痛,心烦易怒	泻肝清胃,凉血止血	龙胆泻肝汤
	气虚血溢证		缠绵不止,时轻时重	健脾益气摄血	归脾汤
便血	肠道湿热证		血红黏稠,口苦	清化湿热,凉血止血	地榆散+槐角丸
	气虚不摄证		食少体倦,面色萎黄	益气摄血	归脾汤
	脾胃虚寒证		血色紫暗,腹痛隐隐,喜热饮	健脾温中,养血止血	黄土汤
尿血	下焦湿热证		黄赤灼热,心烦口渴,面赤口疮	清热泻火,凉血止血	小蓟饮子
	肾虚火旺证		颧红潮热,腰膝酸软	滋阴降火,凉血止血	知柏地黄丸
	脾不统血证	久病尿血	体倦乏力,气短声低	补中健脾,益气摄血	归脾汤
	肾气不固证		头晕耳鸣,精神疲惫	补益肾气,固摄止血	无比山药丸

考点 痰饮

	证型		证候	治则	方药
痰饮（饮停胃肠）	脾阳虚弱	水声	胃中有振水声，泛吐清水痰涎	温脾化饮	苓桂术甘汤+小半夏加茯苓汤
	饮留胃肠		水走肠间，沥沥有声	攻下逐饮	甘遂半夏汤、己椒苈黄丸
溢饮（饮溢四肢）			身体沉痛，肢体浮肿	发表化饮	小青龙汤
支饮（饮停胸肺）	寒饮伏肺	咳喘	痰吐白沫量多，天冷受寒加重	宣肺化饮	小青龙汤
	脾肾阳虚		心悸气短，咳而气怯，怯寒肢冷	温脾补肾，以化水饮	金匮肾气丸+苓桂术甘汤
悬饮（饮流胁下）	邪犯胸肺		寒热往来，胸胁刺痛，心下痞硬	和解宣利	柴枳半夏汤
	饮停胸胁		咳唾引痛，肋间饱满，不能平卧	泻肺祛饮	椒目瓜蒌汤+十枣汤或控涎丹
	络气不和		如灼如刺，闷咳不舒，阴雨更甚	理气和络	香附旋覆花汤
	阴虚内热		咳呛时作，少量黏痰，午后潮热	滋阴清热	沙参麦冬汤+泻白散

考点　消渴★

	证型		证候	治则	方药
上消	肺热津伤证	多饮	口渴多饮，口舌干燥，烦热多汗	清热润肺，生津止渴	消渴方
中消	胃热炽盛证	多食	多食易饥，大便干燥	清胃泻火，养阴增液	玉女煎
中消	气阴亏虚证	多食	能食与便溏并见，精神不振，乏力	益气健脾，生津止渴	七味白术散
下消	肾阴亏虚证	多尿	口干唇燥，皮肤干燥，舌红脉细数	滋阴固肾	六味地黄丸
下消	阴阳两虚证	多尿	饮一溲一，耳轮干枯，畏寒肢冷	滋阴温阳，补肾固涩	金匮肾气丸

考点　内伤发热

证型	证候	治则	方药
阴虚发热证	午后潮热，夜间发热，不欲近衣，手足心热	滋阴清热	清骨散/知柏地黄丸
血虚发热证	头晕眼花，心悸不宁，面白少华，唇甲色淡	益气养血	归脾汤
气虚发热证	劳累后低热，倦怠乏力，气短懒言，自汗	益气健脾，甘温除热	补中益气汤

续表

证型	证候	治则	方药
阳虚发热证	形寒怯冷,头晕嗜卧,腰膝酸软,面色㿠白	温补阳气,引气归元	金匮肾气丸
气郁发热证	随情绪波动而起伏,精神抑郁,胁肋胀满,烦躁易怒,口干而苦	疏肝理气,解郁泄热	加味逍遥散
痰湿郁热证	心内烦热,胸闷脘痞,不思饮食,渴不欲饮	燥湿化痰,清热和中	黄连温胆汤+中和汤/三仁汤
血瘀发热证	夜晚发热,自觉身体某些部位发热,痛处固定,舌青紫有瘀斑	活血化瘀	血府逐瘀汤

考点 虚劳

	证型	证候	治则	方药
气虚	肺气虚证	咳嗽无力，平素易于感冒	补益肺气	补肺汤
	心气虚证	心悸，神疲体倦	益气养心	七福饮
	脾气虚证	饮食减少，食后胃脘不舒，倦怠乏力	健脾益气	加味四君子汤
	肾气虚证	神疲乏力，腰膝酸软	益气补肾	大补元煎
血虚	心血虚证	心悸怔忡，面色不华	养血宁心	养心汤
	肝血虚证	胁痛，肢体麻木，筋脉拘急	补血养肝	四物汤
阴虚	肺阴虚证	干咳，咯血，潮热，盗汗	养阴润肺	沙参麦冬汤
	心阴虚证	心悸，潮热，盗汗	滋阴养心	天王补心丹
	脾胃阴虚证	口干唇燥，不思饮食，面色潮红	养阴和胃	益胃汤
	肝阴虚证	头痛，眩晕，急躁易怒	滋养肝阴	补肝汤
	肾阴虚证	腰酸，遗精	滋补肾阴	左归丸
阳虚	心阳虚证	心悸，形寒肢冷	益气温阳	保元汤
	脾阳虚证	食少，形寒，受寒或饮食不慎加剧	温中健脾	附子理中汤
	肾阳虚证	腰背酸痛，畏寒肢冷	温补肾阳	右归丸

第八单元 肢体经络病证

考点 痹证★

证型		证候		治则	方药
风寒湿痹	行痹	关节疼痛活动受限	疼痛呈游走性,初起可见有恶风	祛风通络,散寒除湿	防风汤
	痛痹		部位固定,遇寒痛甚,得热痛缓	散寒通络,祛风除湿	乌头汤
	着痹		酸楚重着,麻木不仁,胸脘痞闷	除湿通络,祛风散寒	薏苡仁汤
风湿热痹			局部灼热红肿,得冷则舒	清热通络,祛风除湿	白虎加桂枝汤+宣痹汤
痰瘀痹阻证			刺痛,固定不移	化痰行瘀,蠲痹通络	双合汤
肝肾亏虚证			腰膝酸软,畏寒肢冷,骨蒸劳热	培补肝肾,舒筋止痛	独活寄生汤

考点　腰痛

证型		病机	证候	治则	方药
寒湿腰痛		筋脉痹阻，腰府失养	冷痛重着，寒冷和阴雨天加重	散寒行湿，温经通络	甘姜苓术汤
湿热腰痛			重着而热，身体困重，小便短赤	清热利湿，舒筋止痛	四妙丸
瘀血腰痛			痛如针刺，固定拒按，日轻夜重	活血化瘀，通络止痛	身痛逐瘀汤
肾虚腰痛	肾阴虚		隐隐作痛，面色潮红，盗汗遗精	滋补肾阴，濡养筋脉	左归丸
	肾阳虚		局部发凉，喜温喜按，肢冷畏寒	补肾壮阳，温煦筋脉	右归丸

第六篇

中医外科学

第一单元 中医外科疾病辨证

考点 阴阳辨证

	阴	阳
肿胀范围	肿胀范围不局限,根脚散漫	肿胀局限,根脚收束
肿块硬度	坚硬如石,或柔软如棉	肿块软硬适度,溃后渐消

考点 局部辨证

辨证		临床表现
辨肿	痰肿	肿势软如棉,或硬如馒
	脓肿	肿势高突,皮肤光亮,焮红灼热,剧烈跳痛,按之应指
辨痛	痰痛	疼痛轻微,或隐隐作痛,皮色不变,压之酸痛
辨痒	湿盛	黄水淋漓,越腐越痒
	虫淫	其痒尤甚,最易传染

第二单元 中医外科疾病治法

考点 内治法

总则	治疗法则	代表方剂
消、	清热法	黄连解毒汤、五味消毒饮
托、	和营法	活血化坚汤
补	内托法	透脓散、托里消毒散

考点 外治法

膏药、油膏的临床应用

分类		临床应用
膏药	太乙膏、千捶膏	阳证疮疡,为肿疡、溃疡通用方
	阳和解凝膏	阴证疮疡未溃
油膏	金黄膏、玉露膏	疮疡阳证
	冲和膏	半阴半阳证

切开法、砭镰法、挂线法、引流法、溻渍法的适应证/操作

分类	适应证/操作
切开法	选择脓腔最低点或最薄弱处进刀。乳房部应以乳头为中心,放射状切开;关节区附近的脓肿,切口尽量避免越过关节;关节区脓肿,一般施行横切口、弧形切口或"S"形切口
砭镰法	急性阳证疮疡(丹毒、红丝疔)
挂线法	疮疡溃后,脓水不净,治疗无效而形成瘘管、窦道;疮口过深不宜切开手术者
引流法	溃疡疮口过小,脓水不易排出;或已成瘘管窦道
溻渍法	疮疡溃后脓水淋漓或腐肉不脱,皮肤瘙痒、脱屑,内、外痔的肿胀疼痛

第三单元 疮疡

考点 疖、痈

疖、痈的病因、概念、特点、临床表现★

	疖	痈
病因	内郁湿火,外感风邪	内生湿浊,外感邪毒

续表

	疖	痈
概念	部位浅表、范围小，3~6cm	体表皮肉之间，6~9cm
特点 同	红肿热痛，易肿、易脓、易溃，伴恶寒发热	
特点 异	肿势局限，突起根浅	光软无头，发病迅速
临床表现	有头疖：有脓头 无头疖：无脓头 蝼蛄疖：儿童头部 疖病：项后发际、背部、臀部	颈痈：颈旁结块，局部肿胀、灼热、疼痛而皮色不变，边界清楚

疖、痈的内治法

	证型	治则	方药
疖	热毒蕴结证	清热解毒	五味消毒饮、黄连解毒汤
	暑热浸淫证	清暑化湿解毒	清暑汤
	体虚毒恋，阴虚内热证	养阴清热解毒	仙方活命饮+增液汤
	体虚毒恋，脾胃虚弱证	健脾和胃，清化湿热	五神汤+参苓白术散

续表

	证型	治则	方药
痈	火毒凝结证	清热解毒，行瘀活血	仙方活命饮
	热盛肉腐证	和营清热，透脓托毒	仙方活命饮+五味消毒饮
	气血两虚证	益气养血，托毒生肌	托里消毒散
颈痈	风热痰毒证	散风清热，化痰消肿	牛蒡解肌汤/银翘散

考点 有头疽

有头疽的病因、特点、临床表现

概念	肌肤间的急性化脓性疾病
病因	外感风温、湿热邪毒
特点	粟粒样脓头，焮热红肿疼痛，向深部及周围扩散，脓头增多，溃后如蜂窝
临床表现	初期：肿块突起，脓头增多
	溃脓期：疮面腐烂
	收口期：脓尽，新肉生长

考点 疔

疔的概念、特点、分类、临床表现、外治法

概念	发病迅速、易于变化、危险性大的急性化脓性疾病					
特点	疮形如粟,坚硬根深,状如钉丁					
分类	颜面疔	手足部疔疮				红丝疔
		蛇眼疔	蛇头疔	蛇肚疔	托盘疔	足底疔	
部位	颜面部	指甲一侧	指端	指腹	手掌	足底部	四肢
痛麻感	红肿热痛		感觉麻痒	红肿剧痛		疼痛坚硬	红肿热痛
形状	粟米样	形似蛇眼	蛇头状	圆柱如红萝卜	肿胀高突		
临床表现	恶寒发热,壮热神昏		刺痛肿胀	色红光亮,曲而难伸	手背肿势更明显,疼痛剧烈	修去老皮后可见白色脓点	红丝数条向躯干走窜
外治法	尽早切开流脓						砭镰法

颜面疔、红丝疔的内治法 ★

	证型	治则	方药
颜面疔	热毒蕴结证	清热解毒	五味消毒饮、黄连解毒汤加减
	火毒炽盛证	凉血清热解毒	犀角地黄汤、黄连解毒汤、五味消毒饮
红丝疔	火毒入络证	清热解毒	五味消毒饮
	火毒入营证	凉血清营，解毒散结	犀角地黄汤、黄连解毒汤、五味消毒饮

考点 发

发的概念、特点、分类、临床表现

概念	病变范围较痈大的急性化脓性疾病（痈之大者名发）	
特点	初起无头，红肿蔓延，中央明显，灼热疼痛，边缘不清，3~5天破溃	
分类	锁喉痈（口底部蜂窝织炎）	臀痈（臀部蜂窝织炎）
临床表现	来势急，范围大，变化快，肿势漫及颈咽颊	来势急，范围大，病位深，腐溃较难

发的内治法

	证型	治法	方药
锁喉痈	痰热蕴结证	散风清热，化痰解毒	普济消毒饮
	热胜肉腐证	清热化痰，和营托毒	仙方活命饮
	热伤胃阴证	清养胃阴	益胃汤
臀痈	湿火蕴结证	清热解毒，和营化湿	黄连解毒汤 + 仙方活命饮
	湿痰凝滞证	和营活血，利湿化痰	仙方活命饮 + 桃红四物汤
	气血两虚证	调补气血	八珍汤

考点 丹毒 ★

特点	起病突然，恶寒发热，局部皮肤色如丹涂，焮然肿胀，边界清楚，迅速扩大
分类	胸腹腰胯——内发丹毒；头面部——抱头火丹；小腿足部——流火；新生儿臀部——赤游丹
病因	血热火毒

证型	治则	方药
风热毒蕴证	疏风清热解毒	普济消毒饮
湿热毒蕴证	清热利湿解毒	五神汤 + 萆薢渗湿汤
胎火蕴毒证	凉血清热解毒	犀角地黄汤 + 黄连解毒汤
脾肝湿火证	清肝泻火利湿	柴胡清肝汤、龙胆泻肝汤、化斑解毒汤

考点 走黄与内陷

	走黄	内陷（多由有头疽并发）
性质	全身性危急疾病	
特点	疮顶凹陷，色黑无脓，肿势扩散，心烦神昏	疮顶凹陷，干枯无脓，疮面光白板亮
病机	火毒炽盛，毒入营血，内攻脏腑	正气内虚，正不胜邪，反陷入里
治疗原则	消除火毒之邪	扶正祛邪

第四单元　乳房疾病

考点　乳痈、乳癖、乳核、乳岩
　　　　乳痈、乳癖、乳核、乳岩的病因、好发人群、特点、外治法★

	乳痈	乳癖	乳核	乳岩
西医病名	急性乳腺炎	乳腺增生病	乳腺纤维瘤	乳腺癌
病因	乳汁郁积、肝郁胃热	肝郁气滞		
好发人群	哺乳期妇女	25～45岁城市妇女	20～30岁青年妇女	40～60岁妇女

续表

	乳痈	乳癖	乳核	乳岩
特点	乳头破裂，雀啄样疼痛，焮红灼热，有波动感	经前肿块胀痛	形如丸卵，光滑活动，经前无痛	病灶酒窝征，橘皮样水肿，溃烂似岩穴
外治法	选择脓肿稍低部位，切口按乳络方向并与脓腔基底的大小一致			

乳痈、乳癖、乳核、乳岩的内治法

	证型	治则	方药
乳痈	气滞热壅证	疏肝清胃，通乳消肿	瓜蒌牛蒡汤
	热毒炽盛证	清热解毒，托毒散脓	透脓散
	正虚邪恋证	益气和营托毒	托里消毒散
乳癖	肝郁痰凝证	疏肝解郁，化痰散结	逍遥蒌贝散
	冲任失调证	调摄冲任	二仙汤 + 四物汤
乳核	肝郁痰凝证	疏肝理气，化痰散结	逍遥散
	血瘀痰凝证	疏肝活血，化痰散结	逍遥散 + 桃红四物汤

续表

	证型	治则	方药
乳岩	肝郁气滞证	疏肝解郁，化痰散结	神效瓜蒌散 + 开郁散
	冲任失调证	调摄冲任，理气散结	二仙汤 + 开郁散
	正虚毒盛证	调补气血，清热解毒	八珍汤
	气血两亏证	补养气血，宁心安神	人参养荣汤
	脾虚胃弱证	健脾和胃	参苓白术散、理中汤

第五单元　瘿

考点　气瘿、肉瘿、瘿痈、石瘿 ★

气瘿、肉瘿、瘿痈、石瘿的病因、特点、外治法

	气瘿	肉瘿	瘿痈	石瘿
西医病名	单纯性甲状腺肿	甲状腺腺瘤	急性甲状腺炎	甲状腺癌
病因	碘缺乏	气郁、痰浊、瘀毒	感冒、咽痛史	气郁、痰浊、瘀毒（多有肉瘿病史）

续表

	气瘿	肉瘿	瘿痈	石瘿
特点	甲状腺弥漫性肿大，质软不痛，随吞咽而上下移动；进行性肿大，压迫神经血管	结块柔韧，如肉之团，随吞咽而上下移动	发病突然，结块红肿热痛，疼痛掣引耳后枕部，活动/吞咽加重	肿块坚硬如石，推之不移，凹凸不平，晚期常出现呼吸、吞咽困难/声音嘶哑
外治法				早期施行根治性切除术

气瘿、肉瘿、瘿痈、石瘿的内治法

	证型	治则	方药
气瘿	肝郁气滞证	疏肝解郁，化痰软坚	四海舒郁丸
肉瘿	气滞痰凝证	理气解郁，化痰软坚	海藻玉壶汤+逍遥散
	气阴两虚证	益气养阴，软坚散结	生脉散+海藻玉壶汤
瘿痈	风热痰凝证	疏风清热化痰	牛蒡解肌汤
	气滞痰凝证	疏肝理气，化痰散结	柴胡清肝汤
石瘿	痰瘀内结证	解郁化痰，活血消坚	海藻玉壶汤+桃红四物汤
	瘀热伤阴证	和营养阴	通窍活血汤+养阴清肺汤

第六单元 瘤、岩

考点 脂瘤、血瘤、肉瘤、失荣

脂瘤、血瘤、肉瘤、失荣的概念、临床表现

	脂瘤（粉瘤）	血瘤	肉瘤	失荣
西医病名	皮脂腺囊肿	血管瘤	脂肪瘤	原发性恶性肿瘤、颈部淋巴结转移癌
概念	皮脂腺中皮脂潴留郁积而形成的囊肿	体表血络扩张，纵横丛集形成的肿瘤	皮里膜外，脂肪过度增生，良性肿瘤	颈部耳后的岩肿
临床表现	圆形质软肿块，皮肤无粘连，中央毛孔粗大，挤压有臭味粉渣样物	色红、紫暗，局限性柔软肿块，边界不清，状如海绵	软似绵，肿似馒，皮色不变，不紧不宽，如肉隆起	颈部淋巴结肿大快，质硬，溃后流血水，味臭秽，坚硬剧痛
好发部位/人群	青春期，汗腺丰富部位	四肢、躯干、面颈部	成年女性	

脂瘤、血瘤、失荣的内治法

	证型	治法	方药
脂瘤	痰气凝结证	理气化痰散结	二陈汤 + 四七汤
	痰湿化热证	清热化湿,和营解毒	龙胆泻肝汤 + 仙方活命饮
血瘤	心肾火毒证	清心泻火,凉血解毒	芩连二母丸 + 凉血地黄汤
	肝经火热证	清肝泻火,祛瘀解毒	加味逍遥散 + 清肝芦荟丸
	脾统失司证	健脾益气,化湿解毒	顺气归脾丸
失荣	气郁痰结证	理气解郁,化痰散结	化痰开郁方
	阴毒结聚证	温阳散寒,化痰散结	阳和汤
	瘀毒化热证	清热解毒,化痰散瘀	五味消毒饮 + 化坚二陈丸
	气血两亏证	补益气血,解毒化瘀	八珍汤 + 四妙勇安丸

第七单元　皮肤及性传播疾病

考点　热疮

病因	证型	治则	方药
外感风热，肝胆湿热下注，热盛伤津	肺胃热盛证	疏风清热	辛夷清肺饮+竹叶石膏汤
	湿热下注证	清热利湿	龙胆泻肝汤+板蓝根、紫草、玄胡
	阴虚内热证	养阴清热	增液汤+板蓝根、马齿苋、紫草、石斛、生薏苡仁

考点　蛇串疮

临床表现	证型	治则	方药
皮肤出现成簇水疱，呈带状分布，痛如火燎	肝经郁热证	清泄肝火，解毒止痛	龙胆泻肝汤+紫草、板蓝根、玄胡索
	脾虚湿蕴证	健脾利湿，解毒止痛	除湿胃苓汤
	气滞血瘀证	理气活血，通络止痛	桃红四物汤+柴胡疏肝散

考点 白屑风、油风

白屑风、油风的特点

病名	白屑风（脂溢性皮炎）	油风（斑秃）
特点	毛囊口棘状隆起，糠状鳞屑	头发突发斑片状脱发，脱发区皮肤变薄
多见	青壮年	青年

白屑风、油风的内治法

	证型	治则	方药
白屑风	湿热蕴结证	清热利湿，健脾和胃	龙胆泻肝汤
	风热血燥证	祛风清热，养血润燥	消风散+当归饮子
油风	血热风燥证	凉血息风，养阴护发	四物汤+六味地黄丸
	气滞血瘀证	通窍活血，祛瘀生发	通窍活血汤
	气血两虚证	益气补血	八珍汤
	肝肾不足证	滋补肝肾	七宝美髯丹

考点 癣

	头癣		手足癣		体癣	花斑癣
分类	白秃疮	肥疮	鹅掌风	脚湿气	圆癣	紫白癜风
年龄	男性儿童	农村儿童	成年人		青壮年	多汗体质青壮年

续表

	头癣		手足癣		体癣	花斑癣
部位	头皮		掌心、指缝	趾缝	面颈躯干四肢	颈、躯干
特征	灰白色鳞斑	黏性黄癣痂	水疱，皮肤角化，脱屑瘙痒		钱币形鳞屑红斑	无炎症性褐斑
	毛发干枯，易于拔落，瘙痒	中心微凹，质脆易碎，鼠尿臭			中心消退，外围扩张	轻度瘙痒，夏发冬愈

考点　牛皮癣

特点	证型	治则	方药
多角形扁平丘疹，融合成片，搔抓后皮损肥厚，苔藓样变	肝郁化火证	疏肝理气，清肝泻火	龙胆泻肝汤
	风湿蕴肤证	祛风利湿，清热止痒	消风散
	血虚风燥证	养血润燥，息风止痒	当归饮子

考点　虫咬皮炎

概念	被致病虫类叮咬，接触其毒液或虫体的毒毛而引起的皮炎
特点	皮肤上呈丘疹样风团，上有针尖大小的瘀点、丘疹或水疱，散在分布
内治法	热毒蕴结证：清热解毒，消肿止痒——五味消毒饮+黄连解毒汤+地肤子、白鲜皮、紫荆皮

考点 黄水疮、疥疮、湿疮

黄水疮、疥疮、湿疮的病因、特点

	黄水疮	疥疮	湿疮
病因	传染性的化脓性皮肤病	湿热内蕴,虫毒侵袭	禀赋不耐,风湿热邪浸淫
流行	幼儿园或家庭	集体宿舍、家庭	
特点	浅在性脓疱和脓痂,可接触传染和自体接种	夜间剧痒,皮损有灰白或浅黑隧道,可找到疥虫	皮损对称分布,多形损害,易渗出,剧烈瘙痒

黄水疮、湿疮的内治法

	证型	治则	方药
黄水疮	暑湿热蕴证	清暑利湿解毒	清暑汤 + 马齿苋、藿香
	脾虚湿滞证	健脾渗湿	参苓白术散 + 冬瓜仁、广藿香
湿疮	湿热蕴肤证	清热利湿止痒	龙胆泻肝汤 + 萆薢渗湿汤
	脾虚湿蕴证	健脾利湿止痒	除湿胃苓汤或参苓白术散加紫荆皮、地肤子、白鲜皮
	血虚风燥证	养血润肤,祛风止痒	当归饮子或四物消风饮加丹参、鸡血藤、乌梢蛇

考点 药毒

诊断	有潜伏期,用药 5~20 天重复发病,重复用药 24h 内发病
	发病突然,自觉灼热瘙痒
	皮损分布除固定型药疹外,多呈全身性、对称性

考点 瘾疹

临床表现	即荨麻疹,可出现大小不等的风团,色鲜红,数小时内风团减轻,变为红斑而消失;新的风团不断出现,2~3 周后消失	
证型	治则	方药
风热犯表证	疏风清热止痒	消风散
风寒束表证	疏风散寒止痒	麻黄桂枝各半汤
血虚风燥证	养血祛风,润燥止痒	当归饮子
胃肠湿热证	疏风解表,通腑泄热	防风通圣散

考点 白疕

特点	针头大小丘疹,扩大为绿豆大小的红色丘疹,融合成片,边缘清楚,覆盖白色糠状鳞屑,可有薄膜现象、点状出血现象

续表

证型	治则	方药
血热内蕴证	清热解毒,凉血消斑	犀角地黄汤
血虚风燥证	养血滋阴,润肤息风	当归饮子
气血瘀滞证	活血化瘀,解毒通络	桃红四物汤
湿毒蕴结证	清热利湿,解毒通络	萆薢渗湿汤
火毒炽盛证	清热泻火,凉血解毒	清瘟败毒饮

考点 淋病

临床表现	男性	急性:尿道口红肿发痒及轻度刺痛,稀薄黏液流出,排尿不适,24h后症状加剧
		慢性:尿痛轻微,排尿时仅感尿道灼热轻度刺痛,可见终末血尿
	女性	淋菌性宫颈炎:大量脓性白带,宫颈充血触痛
		淋菌性尿道炎:尿道口充血、压痛、可见脓性分泌物,尿频尿急尿痛
		淋菌性前庭大腺炎:前庭大腺红肿热痛

证型	治则	方药
湿热毒蕴证	清热利湿,解毒化浊	龙胆泻肝汤
阴虚毒恋证	滋阴降火,利湿祛浊	知柏地黄丸

考点 梅毒

临床表现	一期	疳疮（硬下疳），侵犯淋巴系统。外生殖器斑丘疹，轻度糜烂，少量浆液性分泌物
	二期	杨梅疮，菌血症，皮肤黏膜损害
	三期	杨梅结毒、皮肤黏膜损害+脏器侵犯

证型	治则	方药
肝经湿热证	清热利湿，解毒驱梅	龙胆泻肝汤加土茯苓、虎杖
血热蕴毒证	凉血解毒，泄热散瘀	清营汤+桃红四物汤
毒结筋骨证	活血解毒，通络止痛	五虎汤
肝肾亏损证	滋补肝肾，填髓息风	地黄饮子
心肾亏虚证	养心补肾，祛瘀通阳	苓桂术甘汤

第八单元 肛门直肠疾病

考点 痔

痔的诊断、外治法

分类		内痔	血栓性外痔
诊断	表现	便血、脱出、肛周潮湿、瘙痒、疼痛、便秘	肛门剧痛、触痛性肿物、暗紫色圆形硬结节，界限清楚，触按痛剧
	分期	Ⅰ期：便血少，痔核小	
		Ⅱ期：周期性、无痛性便血，量多，核大，便后能自行还纳	
		Ⅲ期：便血少，核大灰白，行走咳嗽脱出肛门，不能自行还纳	
		Ⅳ期：腹压稍大痔核脱出，易感染	
外治法		注射疗法、结扎疗法	苦参汤熏洗，外敷消痔膏

内痔、血栓性外痔的内治法

	证型	治则	方药
内痔	风伤肠络证	清热凉血祛风	凉血地黄汤
	湿热下注证	清热利湿止血	脏连丸
	气滞血瘀证	清热利湿，祛风活血	止痛如神汤
	脾虚气陷证	补中益气	补中益气汤
血栓性外痔	血热瘀结证	清热凉血，散瘀消肿	凉血地黄汤 + 活血散瘀汤

考点 息肉痔、锁肛痔

息肉痔、锁肛痔的概念、临床表现

	息肉痔	锁肛痔
概念	直肠内的赘生物，常见的良性肿瘤	肛管直肠的恶性肿瘤，肛管直肠癌
临床表现	肿物蒂小质嫩，色鲜红，便后出血	①便血，血中常夹黏液，色鲜红，持续性。②便次增多，便意频繁，便不尽感。③便形变细。④转移膀胱、阴道、前列腺

息肉痔、锁肛痔的内治法

	证型	治则	方药
息肉痔	风伤肠络证	清热凉血,祛风止血	槐角丸
	气滞血瘀证	活血化瘀,软坚散结	少腹逐瘀汤
	脾气亏虚证	补益脾胃	参苓白术散
锁肛痔	湿热蕴结证	清热利湿	槐角地榆丸
	气滞血瘀证	行气活血	桃红四物汤+失笑散
	气阴两虚证	益气养阴,清热解毒	四君子汤+增液汤

考点 肛裂

诊断	①周期性疼痛。②出血。③便秘。④瘙痒。⑤肛管纵行裂口或纵行梭形溃疡	
分类	早期肛裂(急性肛裂)	肛管皮肤见小溃疡,创面浅而色鲜红,边缘整齐而有弹性
	陈旧性肛裂(慢性肛裂)	裂口、栉膜带、赘皮性外痔、单口内瘘、肛窦炎、肛乳头炎和肛乳头肥大

续表

证型	治则	方药
血热肠燥证	清热润肠通便	凉血地黄汤 + 脾约麻仁丸
阴虚津亏证	养阴清热润肠	润肠汤
气滞血瘀证	理气活血，润肠通便	六磨汤 + 红花、桃仁、赤芍

考点 脱肛

西医病名		直肠脱垂
特点		直肠黏膜及直肠反复脱出肛门外伴肛门松弛
分度	Ⅰ度	直肠黏膜脱出，长3～5cm，柔软无弹性，不易出血，便后自行回纳
	Ⅱ度	直肠全层脱出，长5～10cm，圆锥形，厚而有弹性，肛门松弛，有时需用手托回
	Ⅲ度	直肠及部分乙状结肠脱出，长≥10cm，圆柱形，厚，肛门松弛无力

证型	治则	方药
脾虚气陷证	补气升提，收敛固涩	补中益气汤
湿热下注证	清热利湿	萆薢渗湿汤

考点 肛痈、肛漏

肛痈、肛漏的概念、特点、外治法、手术

	肛痈（肛门直肠周围脓肿）	肛漏（肛痈后遗症）
概念	肛周间隙的急慢性感染而形成的脓肿	直肠肛管与周围皮肤相通形成的瘘管
特点	①肛周疼痛。②肿胀。③有结块	①局部反复流脓。②疼痛。③瘙痒
外治法	①初起：实证——金黄膏、黄连膏；虚证——冲和膏。②成脓：早期切开引流。③溃后：九一丹纱条引流，脓尽则予生肌散纱条	
手术	一次切开术——浅部脓肿	挂线疗法——高位肛漏
	一次切开挂线法——高位脓肿	切开疗法——低位肛漏

肛痈的内治法

证型	治则	方药
热毒蕴结证	清热解毒	仙方活命饮、黄连解毒汤
火毒炽盛证	清热解毒透脓	透脓散
阴虚毒恋证	养阴清热，祛湿解毒	青蒿鳖甲汤+三妙丸

第九单元 泌尿男性疾病

考点 子痈、子痰、阴茎痰核

子痈、子痰、阴茎痰核的概念、病因、好发年龄、特点

中医病名	子痈	子痰	阴茎痰核
西医病名	急慢性附睾炎/睾丸炎	附睾结核	阴茎硬结症
概念	睾丸及附睾的化脓性疾病	附睾疮痨性化脓性疾病	阴茎海绵体白膜纤维硬结
病因	湿热下注、气滞痰凝	肝肾亏虚，阴虚内热	
好发年龄		20~40岁中青年	中年人
特点	睾丸或附睾肿胀疼痛	附睾慢性硬结，增大胀肿	阴茎背侧硬结或条索样斑块

子痈、子痰、阴茎痰核的内治法

	证型	治则	方药
子痈	湿热下注证	清热利湿，解毒消肿	枸橘汤或龙胆泻肝汤
	气滞痰凝证	疏肝理气，化痰散结	橘核丸

续表

	证型	治则	方药
子痰	浊痰凝结证	温经通络，化痰散结	阳和汤，兼服小金丹
	阴虚内热证	养阴清热，除湿化痰，佐以透脓解毒	滋阴除湿汤＋透脓散
	气血两亏证	益气养血，化痰消肿	十全大补汤，兼服小金丹
阴茎痰核	痰浊凝结证	温阳通脉，化痰散结	阳和汤＋化坚二陈丸

考点 尿石症、精浊、精癃

尿石症、精浊、精癃的病因、诊断

	尿石症	精浊	精癃
病因	肾虚为本，湿热为标	相火妄动，忍精不泄	
诊断	①上尿路结石：突发肾、输尿管绞痛和血尿。②膀胱结石：排尿中断和疼痛。放射至阴茎头和远端尿道。③尿道结石：排尿困难，点滴状	①尿频、尿急、尿痛，尿末常有白色分泌物。②直肠指检前列腺大小正常，触诊可有轻度压痛	进行性尿频，夜间明显，伴排尿困难，尿线变细

尿石症、精浊、精癃的内治法

	证型	治法	方药
尿石症	湿热蕴结证	清热利湿，通淋排石	三金排石汤
	气血瘀滞证	理气活血，通淋排石	金铃子散＋石韦散
	肾气不足证	补肾益气，通淋排石	济生肾气丸
精浊	湿热蕴结证	清热利湿	八正散或龙胆泻肝汤
	气滞血瘀证	活血祛瘀，行气止痛	前列腺汤
	肾虚火旺证	滋阴降火	知柏地黄丸
	肾阳虚损证	补肾助阳	济生肾气丸
精癃	湿热下注证	清热利湿，消癃通闭	八正散
	脾肾气虚证	补脾益气，温肾利尿	补中益气汤＋菟丝子、肉苁蓉、补骨脂、车前子
	气滞血瘀证	行气活血，通窍利尿	沉香散
	肾阴亏虚证	滋补肾阴，通窍利尿	知柏地黄丸＋丹参、琥珀、王不留行、地龙
	肾阳不足证	温补肾阳，通窍利尿	济生肾气丸

第十单元　其他外科疾病

考点　毒蛇咬伤

毒蛇种类	神经毒——银环蛇、金环蛇、海蛇
	血循毒——蝰蛇、尖吻蝮蛇、竹叶青蛇、烙铁头蛇
	混合毒——蝮蛇、眼镜蛇、眼镜王蛇
病因病机	蛇毒系风、火二毒，风火邪毒壅滞不通，化热腐肌溶肉
治疗措施	早期结扎、扩创排毒、烧灼针刺，抗蛇毒血清效果最好

考点　烧伤

烧伤的面积计算★

	部位	比例
九分法 （11个9 等分）	头面颈部	9%
	双上肢	2×9%
	躯干前后包括外阴部	3×9%
	双下肢+臀部	5个9%+1%=46%

续表

	部位	比例
治疗原则	内治——清热解毒,益气养阴;外治——创面清洁,预防感染;深Ⅱ度创面——促进痂下愈合,减少瘢痕形成;Ⅲ度创面——保持焦痂完整干燥,切痂植皮,缩短疗程	

烧伤深度的分类 ★

分度		深度		创面表现	创面无感染时的愈合过程
Ⅰ度(红斑)		达表皮角质层	感觉	红肿热痛,干燥	2~3天脱屑痊愈,无瘢痕
Ⅱ度(水疱)	浅Ⅱ度	达真皮浅层	过敏	基底红色,潮湿	1~2周愈合,无瘢痕
	深Ⅱ度	达真皮深层	痛觉	基底苍白,潮湿	3~4周愈合,有瘢痕
Ⅲ度(焦痂)		达皮肤全层	消失	硬如皮革,干燥	2~4周焦痂脱离,瘢痕挛缩

考点 肠痈

临床表现	初期	起于脐周或上腹部,转移性右下腹痛,持续性、进行性加重
	酿脓期	腹痛加剧,右下腹压痛、反跳痛,局限性腹皮挛急;可触及包块,壮热不退
	溃脓期	全腹痛,腹皮挛急,全腹压痛、反跳痛;恶心呕吐,大便秘结或似痢不爽
证型	治则	方药
瘀滞证	行气活血,通腑泄热	大黄牡丹汤+红藤煎剂

续表

湿热证	通腑泄热，利湿解毒透脓	复方大柴胡汤
热毒证	通腑排脓，养阴清热	大黄牡丹汤 + 透脓散

第十一单元　周围血管疾病

考点　股肿、青蛇毒

股肿、青蛇毒的概念、症状、分类

	股肿（下肢静脉血栓形成或血栓性深静脉炎）	青蛇毒
概念	深部静脉血栓形成和炎性病变所引起的一种疾病	
症状	①肢体肿胀。②疼痛。③局部皮温升高。④浅静脉怒张	条索状柱，红硬热痛
分类	①小腿深静脉血栓形成：肢体疼痛。②髂股静脉血栓形成：突然性、广泛性、单侧下肢粗肿。③混合性深静脉血栓形成：兼具以上两者特点。④深静脉血栓形成后遗症：肿胀曲张、色素沉着、溃疡	①四肢青蛇毒。②胸腹壁青蛇毒。③游走性青蛇毒

股肿、青蛇毒的内治法

	证型	治则	方药
股肿	湿热下注证	清热利湿，活血化瘀	四妙勇安丸加味
	血脉瘀阻证	活血化瘀，通络止痛	活血通脉汤加味
	气虚湿阻证	益气健脾，祛湿通络	参苓白术散加味
青蛇毒	湿热蕴结证	清热利湿，解毒通络	二妙散 + 茵陈赤豆汤
	脉络瘀阻证	活血化瘀，行气散结	活血通脉汤
	肝气郁结证	疏肝解郁，活血解毒	柴胡清肝汤或复原活血汤

考点 筋瘤、臁疮

筋瘤、臁疮的病因、特点、外治法

中医病名	筋瘤	臁疮
西医病名	下肢静脉曲张	下肢慢性溃疡
病因	久立或负重远行	
特点	筋脉色紫、盘曲突起如蚯蚓状、形成团块	青筋显露，瘀久化热，破溃渗液

续表

外治法	臁疮	初期	局部红肿，溃破渗液较多者，宜用洗药；渗液较少者，宜金黄膏薄敷
		后期	①久不收口，皮肤乌黑，疮口凹陷，疮面腐肉不脱——八二丹麻油调后摊贴。②腐肉已脱，露新肉者，用生肌散外盖生肌玉红膏。③周围有湿疹者，青黛散调麻油盖贴

筋瘤、臁疮的内治法

	证型	治则	方药
筋瘤	劳倦伤气证	补中益气，活血舒筋	补中益气汤
	寒湿凝筋证	暖肝散寒，益气通脉	暖肝煎+当归四逆汤
	外伤瘀滞证	活血化瘀，和营消肿	活血散瘀汤
臁疮	气虚血瘀证	益气活血，祛瘀生新	补阳还五汤+四物汤
	湿热下注证	清热利湿，和营解毒	二妙丸+五神汤

考点 脱疽

脱疽的部位、特点、临床表现

中西病名	脱疽
西医病名	血栓闭塞性脉管炎

续表

	部位	四肢末端,下肢多见
	特点	初起发凉、苍白、麻木,伴间歇性跛行,剧痛,日久坏死变黑,趾节脱落
临床表现	一期(局部缺血)	患足轻度肌肉萎缩,皮肤干燥,皮温稍低,足背动脉减弱
	二期(营养障碍)	跛行加重,静息痛,肌肉明显萎缩,足背动脉消失
	三期(坏死期)	二期加重,足趾紫红肿胀、溃烂坏死,干性坏疽,剧烈疼痛,全身发热

脱疽的内治法★

证型	治则	方药
寒湿阻络证	温阳散寒,活血通络	阳和汤
血脉瘀阻证	活血化瘀,通络止痛	桃红四物汤
湿热毒盛证	清热利湿,解毒活血	四妙勇安汤
热毒伤阴证	清热解毒,养阴活血	顾步汤
气阴两虚证	益气养阴	黄芪鳖甲汤

第七篇

中医妇科学

第一单元 绪论

中医妇科学发展简史

著作名称	意义
《经效产宝》	我国现存的第一部产科专著
《金匮要略》	最早设妇科专篇
《妇人大全良方》	分调经、众疾、求嗣、胎教、妊娠、坐月、产难、产后8门
《傅青主女科》	辨证以肝、脾、肾三脏立论

第二单元 女性生殖器官

考点 外生殖器、内生殖器

生殖器官	功能
阴户	①生育胎儿，排出月经、带下、恶露的关口。②合阴阳的入口，又是防止外邪侵入的关口

续表

生殖器官	功能
子宫	为"奇恒之腑",有排出月经和孕育胎儿的功能
子门(子户)	子宫颈口的部位,其功能是主持排出月经和娩出胎儿的关口

第三单元 女性生殖生理

考点 月经生理、带下生理、妊娠生理、产褥生理

月经生理	月经产生的机制为肾－天癸－冲任－胞宫轴 ①肾藏精,主生殖。②"天癸至"则"月事以时下",而"天癸竭,则地道不通"。③"任脉通,太冲脉盛"
带下生理	健康女子,润泽于阴户、阴道内的无色无臭、黏而不稠的液体,称为生理性带下
妊娠生理	预产期的计算方法:从末次月经第一天算起,月份数+9(或减3),日数+7;如按农历算,月数算法同上,日数+14
产褥生理	恶露是产后自子宫排出的余血浊液,血性恶露3~4天干净,浆液性恶露7~10天干净,白恶露2~3周干净

第四单元 月经病

考点 月经先期

证型		证候	治则	方药
气虚证	脾气虚证	神疲肢倦,气短懒言,小腹空坠	补脾益气,摄血调经	补中益气汤或归脾汤
	肾气虚证	腰酸腿软,头晕耳鸣,小便频数	补肾益气,固冲调经	固阴煎
血热证	阴虚血热证	额赤唇红,手足心热,咽干口燥	养阴清热调经	两地汤
	阳盛血热证	心胸烦闷,渴喜冷饮,便结面赤	清热凉血调经	清经散
	肝郁血热证	经前乳胀,烦躁易怒,口苦咽干	疏肝清热,凉血调经	加味逍遥散

考点 月经后期

证型	证候	治则	方药
肾虚证	腰酸腿软,头晕耳鸣,带下清稀	补肾养血调经	当归地黄饮
血虚证	小腹空痛,头晕眼花,心悸失眠	补血益气调经	大补元煎

续表

证型		证候	治则	方药
血寒证	虚寒证	小腹隐痛，喜热喜按，腰酸无力	扶阳祛寒调经	温经汤（《金匮要略》）
	实寒证	小腹冷痛拒按，得热痛减，畏寒肢冷	温经散寒调经	温经汤（《妇人大全良方》）
气滞证		小腹胀痛，精神抑郁，胸闷不舒	理气行滞调经	乌药汤
痰湿证		头晕体胖，心悸气短，脘闷恶心	燥湿化痰，活血调经	苍附导痰丸

考点 月经先后无定期

病机	证型	证候	治则	方药
冲任气血不调，血海蓄溢失常	肾虚证	头晕耳鸣，腰膝酸软，小便频数	补肾调经	固阴煎
	肝郁证	乳房胀痛，精神郁闷，时欲太息，嗳气食少	疏肝理气调经	逍遥散

考点　月经过多

证型	证候	治则	方药
气虚证	色淡红质稀，气短懒言，小腹空坠	补气摄血固冲	举元煎
血热证	色鲜红质黏稠，口渴饮冷，心烦多梦	清热凉血，固冲止血	保阴煎+炒地榆、茜草
血瘀证	色紫暗，质稠有血块，经行腹痛，舌紫暗	活血化瘀止血	失笑散+益母草、三七

考点　月经过少

证型	证候	治则	方药
肾虚证	色淡暗质稀，腰酸腿软，头晕耳鸣	补肾益精，养血调经	归肾丸
血虚证	色淡红质稀，头晕眼花，心悸失眠	养血益气调经	滋血汤
血瘀证	色紫黑有块，小腹刺痛拒按，舌紫暗	活血化瘀调经	桃红四物汤
痰湿证	色淡红，夹杂黏液，形体肥胖，带下多	燥湿化痰调经	苍附导痰丸

考点　经期延长

病机	证型	证候	治则	方药
冲任不固，经血失约	气虚证	肢倦神疲，气短懒言，面色㿠白	补气升提，固冲调经	举元煎+阿胶、炒艾叶、海螵蛸
	虚热证	咽干口燥，潮热颧红，手足心热，大便燥结	养阴清热止血	二地汤+二至丸
	血瘀证	经行小腹疼痛拒按，舌紫暗	活血祛瘀止血	桃红四物汤+失笑散加味

考点　经间期出血

证型	证候	治则	方药
肾阴虚证	头晕腰酸，夜寐不宁，五心烦热，尿黄	滋肾养阴，固冲止血	两地汤+二至丸或加减一阴煎
脾气虚证	神疲体倦，气短懒言，食少腹胀	健脾益气，固冲摄血	归脾汤
湿热证	小腹时痛，骨节酸楚，胸闷烦躁，口苦咽干，纳呆腹胀，小便短赤	清利湿热，固经止血	清肝止淋汤去阿胶、红枣，加小蓟、茯苓
血瘀证	少腹刺痛，情志抑郁，胸闷烦躁	化瘀止血	逐瘀止血汤

考点 崩漏 ★

证型		证候	治则（塞流、澄源、复旧）	方药
肾虚	肾阴虚	头晕耳鸣，腰酸膝软，手足心热	滋肾益阴，固冲止血	左归丸 + 二至丸
	肾阳虚	腰痛如折，畏寒肢冷，小便清长	温肾益气，固冲止血	右归丸 + 党参、黄芪
	肾气虚	面色晦暗，小腹空坠，腰脊酸软	补肾益气，固冲止血	苁蓉菟丝子丸 + 党参、黄芪、阿胶
脾虚		神疲体倦，气短懒言，面浮肢肿	补气摄血，固冲止崩	固本止崩汤
血热	实热	心烦少寐，渴喜冷饮	清热凉血，固冲止血	清热固经汤
	虚热	烦热少寐，咽干口燥	养阴清热，固冲止血	上下相资汤
血瘀		小腹疼拒按，舌紫暗	活血化瘀，固冲止血	逐瘀止血汤
急症处理：急当"塞流"止崩。补气摄血止崩——独参汤；温阳止崩——参附汤或六味回阳汤；滋阴固气止崩——生脉二至止血汤；祛瘀止崩——田七末、云南白药或宫血宁胶囊				

考点　闭经

证型	证候		治则	方药
气血虚弱证	神疲肢倦，头晕眼花，心悸气短	周期延迟渐至经闭不行	益气养血调经	人参养荣汤
肾气亏损证	腰腿酸软，头晕耳鸣，倦怠乏力，夜尿频多		补肾益气，调理冲任	苁蓉菟丝子丸＋淫羊藿、紫河车
阴虚血燥证	五心烦热，颧红唇干，盗汗，骨蒸劳热		养阴清热调经	一阴煎＋丹参、黄精、女贞子、制香附
气滞血瘀证	腹痛拒按，精神抑郁，烦躁易怒，胸胁胀满，嗳气叹息		理气活血，祛瘀通络	血府逐瘀汤
寒凝血瘀证	冷痛拒按，形寒肢冷，面色青白		温经散寒，祛瘀止痛	温经汤
痰湿阻滞证	神疲肢倦，头晕目眩，心悸气短，胸脘满闷		健脾燥湿化痰，活血通经	苍附导痰丸

考点 痛经★

病机	证型	证候	治则	方药
邪气内伏，"不通则痛"；精血素亏，"不荣则痛"	气滞血瘀证	胀痛拒按，乳房胀痛，经行不畅	理气行滞，化瘀止痛	膈下逐瘀汤
	寒凝血瘀证	小腹冷痛，畏寒肢冷，面色青白	温经散寒，祛瘀止痛	少腹逐瘀汤
	湿热瘀阻证	小腹灼痛，痛连腰骶，便黄舌红	清热除湿，化瘀止痛	清热调血汤 + 车前子、薏苡仁、败酱草或银甲丸
	气血虚弱证	小腹隐痛，神疲乏力，头晕心悸	补气养血，调经止痛	圣愈汤
	肾气亏损证	小腹隐痛，头晕耳鸣，面色晦暗	补肾益精，养血止痛	益肾调经汤或调肝汤
	阳虚内寒证	小腹冷痛，得热则舒，腰腿酸软	温经扶阳，暖宫止痛	温经汤 + 附子、艾叶、茴香

考点 经行乳房胀痛

证型	证候	治则	方药
肝气郁结证	胸胁胀满，烦躁易怒，经行不畅	疏肝理气，通络止痛	柴胡疏肝散
肝肾亏虚证	两目干涩，咽干口苦，五心烦热	滋肾养肝，和胃通络	一贯煎
胃虚痰滞证	胸闷痰多，食少纳呆	健胃祛痰，活血止痛	四物汤+二陈汤去甘草

考点 经行头痛

证型	证候	治则	方药
血虚证	心悸气短，神疲体倦，面色㿠白	益气养血	八珍汤+何首乌、蔓荆子
肝火证	头晕目眩，口苦咽干，烦躁易怒	清热平肝息风	羚角钩藤汤
血瘀证	腹痛拒按，胸闷不舒	化瘀通络	通窍活血汤
痰湿中阻证	头晕目眩，形体肥胖，胸闷泛恶	燥湿化痰，通络止痛	半夏白术天麻汤+葛根、丹参

考点 经行泄泻

证型	证候	治则	方药
脾虚证	脘腹胀满，神疲肢倦，面肢浮肿	健脾利湿，理气调经	参苓白术散
肾虚证	晨起尤甚，腰酸腿软，畏寒肢冷，头晕耳鸣	温阳补肾，健脾止泻	健固汤

考点 经行浮肿

证型	证候	治则	方药
脾肾阳虚证	面浮肢肿,腹胀纳减,腰酸便溏	温肾化气,健脾利水	肾气丸+苓桂术甘汤
气滞血瘀证	脘闷胁胀,善叹息	理气行滞,养血调经	八物汤+泽泻、益母草

考点 经行吐衄

证型	证候	治则	方药
肺肾郁火证	头晕耳鸣,手足心热,潮热干咳,咽干口渴	滋阴养肺	顺经汤
肝经郁火证	头晕目眩,烦躁易怒,两胁胀痛,口苦咽干	清肝调经	清肝引经汤

考点 绝经前后诸证

证型	证候	治则	方药
肾阴虚证	头晕耳鸣,腰酸腿软,烘热出汗,五心烦热,失眠多梦	滋养肾阴,佐以潜阳	左归丸加减
肾阳虚证	头晕耳鸣,腰痛如折,腹冷阴坠,形寒肢冷	温肾扶阳	右归丸
肾阴阳俱虚证	月经紊乱,乍寒乍热,烘热汗出,头晕耳鸣,腰背冷痛	阴阳双补	二仙汤加减

第五单元　带下病

考点　带下过多★

病因：湿邪。内在条件：脾肾功能失常。病位：前阴、胞宫。病机：任脉损伤，带脉失约					
证型	证候			治则	方药
脾虚证	带下量多，色质、气味异常	神疲倦怠，四肢不温，纳少便溏，两足跗肿，面色㿠白	除湿为主	健脾益气，升阳除湿	完带汤
肾阳虚证	^	头晕耳鸣，腰痛如折，畏寒肢冷，小腹冷感	^	温肾培元，固涩止带	内补丸
阴虚夹湿证	^	腰膝酸软，头晕耳鸣，颧赤唇红，五心烦热，失眠多梦	^	滋肾益阴，清热利湿	知柏地黄丸
湿热下注证	^	胸闷心烦，口苦咽干，纳食较差，小腹作痛，小便短赤	^	清利湿热，佐以解毒杀虫	止带方
热毒蕴结证	^	小腹疼痛，腰骶酸痛，口苦咽干，小便短赤	^	清热解毒	五味消毒饮＋土茯苓、败酱草、鱼腥草、薏苡仁

考点 带下过少

证型	证候		治则	方药
肝肾亏损证	带下过少甚至全无,阴道干涩,阴痒	头晕耳鸣,腰膝酸软,烘热汗出,烦热胸闷,夜寐不安	滋养肝肾,养精益血	左归丸＋知母、肉苁蓉、紫河车、麦冬
血枯瘀阻证		面色无华,头晕眼花,心悸失眠,神疲乏力	补血益精,活血化瘀	小营煎＋丹参、桃仁、牛膝

第六单元　妊娠病

考点 妊娠恶阻★

证型	证候		治则	方药
脾胃虚弱证	妊娠早期,恶心呕吐	脘腹胀闷,不思饮食,头晕体倦,怠惰思睡	健脾和胃,降逆止呕	香砂六君子汤
肝胃不和证		胸胁满闷,嗳气叹息,头晕目眩,口苦咽干,便秘溲赤	清肝和胃,降逆止呕	橘皮竹茹汤或苏叶黄连汤＋姜半夏、枇杷叶、竹茹、乌梅

考点 胎漏、胎动不安 ★

证型	证候		治则	方药
肾虚证	孕期阴道少量出血	头晕耳鸣,腰膝酸软,小便频数	补肾健脾,益气安胎	寿胎丸加减
气血虚弱证		腰腹坠痛,头晕眼花,心悸气短,面色㿠白	补气养血,固肾安胎	胎元饮加减
血热证		心烦少寐,口渴饮冷,溲黄便干,面红唇赤	清热凉血,养血安胎	保阴煎加减
癥瘕伤胎证		宿有癥瘕,胸腹胀满,少腹拘急,皮肤粗糙,口干不欲饮	祛瘀消癥,固冲安胎	桂枝茯苓丸 + 寿胎丸
跌仆伤胎证	妊娠外伤,腰酸,腹胀坠,或阴道下血		补气和血,安胎	圣愈汤 + 寿胎丸

考点 堕胎、小产

证型	证候		治则		方药
胎堕难留证	孕期阴道出血	小腹胀痛,阴道流血逐渐增多,心悸气短,面色苍白,头晕目眩	下胎益母	祛瘀下胎	脱花煎或生化汤 + 益母草
胎堕不全证		阴道流血不止,出血如崩,腹痛阵阵紧逼		活血化瘀,佐以益气	脱花煎 + 人参、益母草、炒蒲黄

考点 滑胎

证型			证候	治则	方药
肾虚证	肾气不足证	屡孕屡堕	腰膝酸软,头晕耳鸣,夜尿频多,面色晦暗	补肾健脾,固冲安胎	补肾固冲丸
	肾阳亏虚证		腰膝酸软,头晕耳鸣,畏寒肢冷,小便清长,夜尿频多	温补肾阳,固冲安胎	肾气丸去泽泻,加菟丝子、杜仲、白术
	肾精亏虚证		腰膝酸软,头晕耳鸣,手足心热,两颧潮红,大便秘结	补肾填精,固冲安胎	育阴汤
气血虚弱证			头晕目眩,神疲乏力,面色㿠白,心悸气短	益气养血,固冲安胎	泰山磐石散
血热证			腰酸腹痛,口干咽燥,便结尿黄	清热养血,滋肾安胎	保阴煎+二至丸+白术
血瘀证			宿有癥瘕之疾,肌肤无华	祛瘀消癥,固冲安胎	桂枝茯苓丸+寿胎丸

考点　子肿

证型		证候	治则	方药
脾虚证	妊娠数月面浮肢肿	皮薄光亮，脘腹胀满，气短懒言，食欲不振	健脾利水	白术散+砂仁或健脾利水汤
肾虚证		下肢尤甚，头晕耳鸣，腰酸无力，下肢逆冷，心悸气短	补肾温阳，化气行水	真武汤或肾气丸
气滞证		肢体肿胀，始肿两足，头晕胀痛，胸胁胀满，饮食减少	理气行滞，除湿消肿	天仙藤散或正气天香散

考点　妊娠小便淋痛

证型	证候	治则	方药
阴虚津亏证	午后潮热，手足心热，便干唇红	滋阴清热，润燥通淋	知柏地黄丸+麦冬、五味子
心火偏亢证	面赤心烦，口舌生疮	清心泻火，润燥通淋	导赤散+玄参、麦冬
湿热下注证	口苦咽干，渴喜冷饮，胸闷食少	清热利湿，润燥通淋	加味五苓散

第七单元 产后病

考点 概述★

产后"三冲"	冲心、充肺、充胃
产后"三病"	病痉、病郁冒、大便难
产后"三急"	呕吐、盗汗、泄泻
产后病的病因病机	①失血过多,亡血伤津,虚阳浮散,或血虚火动。②瘀血内阻,气机不利,血行不畅,或气急逆乱。③外感六淫或饮食、房劳所伤
产后"三审"	先审小腹痛与不痛;次审大便通与不通;再审乳汁的行与不行
产后病治疗原则	勿拘于产后,亦勿忘于产后
产后用药"三禁"	禁大汗、禁峻下、禁通利小便

考点　产后发热 ★

病机	证型	证候	治则	方药
①感染邪毒，正邪交争。②外邪袭表，营卫不和。③阴血骤虚，阳气外散。④败血停滞，营卫不通	感染邪毒证	腹痛拒按，心烦不宁，口渴喜饮，小便短赤，大便燥结	清热解毒，凉血化瘀	五味消毒饮+失笑散或解毒活血汤
	外感证	头痛身疼，鼻塞流涕，咳嗽	养血祛风，疏解表邪	荆防四物汤加减
	血虚证	头晕眼花，心悸少寐，小腹绵绵作痛喜按	补血益气，和营退热	八珍汤
	血瘀证	腹痛拒按，舌紫暗	活血化瘀，和营除热	生化汤加味或桃红消瘀汤

考点　产后腹痛

病证		证候	治则	方药
儿枕痛	气血两虚证	隐隐作痛，喜揉喜按，头晕眼花，心悸怔忡	补血益气，缓急止痛	肠宁汤
	瘀滞子宫证	疼痛拒按，得热痛减，形寒肢冷，面色青白	活血化瘀，温经止痛	生化汤+益母草

考点　产后身痛

病机	证型	证候	治则	方药
产后营血亏虚、风寒湿邪稽留	血虚证	肢体麻木，关节酸痛，头晕心悸	养血益气，温经通络	黄芪桂枝五物汤＋当归、秦艽、丹参、鸡血藤
	外感证	项背不舒，关节不利，恶风畏寒，关节胀痛，肢体麻木	养血祛风，散寒除湿	独活寄生汤
	血瘀证	关节刺痛，按之痛甚，腹痛拒按	养血活血，化瘀祛湿	身痛逐瘀汤＋毛冬青、忍冬藤、益母草、木瓜
	肾虚证	腰背疼痛，胫膝酸软，足跟痛	补肾填精，强腰壮骨	养荣壮肾汤＋秦艽、熟地黄

考点　产后恶露不绝

证型	证候	治则	方药
气虚证	四肢无力，气短懒言，小腹空坠	补气摄血固冲	补中益气汤＋艾叶、阿胶、益母草
血热证	口燥咽干，面色潮红	养阴清热止血	保阴煎＋益母草、七叶一枝花、贯众

续表

证型	证候	治则	方药
血瘀证	腹痛拒按，块下痛减	活血化瘀止血	生化汤 + 益母草、炒蒲黄

考点 缺乳

证型	证候		治则	方药
气血虚弱证	产后乳汁少	乳汁清稀，无胀感，面色少华，倦怠乏力	补气养血，佐以通乳	通乳丹
肝气郁滞证		乳房胀硬，情志抑郁，胸胁胀满，食欲不振	疏肝解郁，通络下乳	下乳涌泉散
痰浊阻滞证		乳房硕大，乳汁不稠，形体肥胖，胸闷痰多，纳少便溏	健脾化痰通乳	苍附导痰丸 + 漏芦散

第八单元 妇科杂病

考点 癥瘕

证型		证候	治则	方药
气滞血瘀证	下腹结块	小腹胀满,精神抑郁,胸闷不舒,面色晦暗,肌肤甲错	行气活血,化瘀消癥	香棱丸或大黄䗪虫丸
痰湿瘀结证		胸脘痞闷,腰腹疼痛	化痰除湿,活血消癥	苍附导痰丸 + 桂枝茯苓丸
湿热瘀阻证		热痛起伏,痛连腰骶,身热口渴,心烦不宁,便结溲赤	清热利湿,化瘀消癥	大黄牡丹汤
肾虚血瘀证		腰膝酸软,头晕耳鸣	补肾活血,消癥散结	补肾祛瘀方或益肾调经汤

考点　盆腔炎

病证		证候	治则	方药
急性盆腔炎	热毒炽盛证	腹通拒按,高热恶寒,咽干口苦,大便秘结,小便短赤,带下量多	清热解毒,利湿排脓	五味消毒饮+大黄牡丹汤
	湿热瘀结证	腹痛拒按,热势起伏,寒热往来,带下量多,经期延长,便溏或结	清热利湿,化瘀止痛	仙方活命饮+薏苡仁、冬瓜子
慢性盆腔炎	湿热瘀结证	少腹隐痛,痛连腰骶,低热起伏,胸闷纳呆,口干不欲饮,便溏尿赤	清热利湿,化瘀止痛	银甲丸或当归芍药散+丹参、毛冬青、忍冬藤、田七片
	气滞血瘀证	少腹刺痛,带下量多,情志抑郁,乳房胀痛	活血化瘀,理气止痛	膈下逐瘀汤
	寒湿凝滞证	小腹冷痛,喜热恶寒,经行错后,神疲乏力,腰骶冷痛	祛寒除湿,活血化瘀	少腹逐瘀汤
	气虚血瘀证	腹部疼痛结块,经行加重,带下量多,精神不振,疲乏无力,食少纳呆	益气健脾,化瘀散结	理冲汤

考点 不孕症 ★

概念	女子婚后夫妇同居1年以上,配偶生殖功能正常,未避孕而未受孕;或曾孕育过,未避孕又连续1年以上未再受孕			
证型		证候	治则	方药
肾虚证	肾气虚证	月经不调,头晕耳鸣,腰酸腿软,精神疲倦,小便清长	补肾益气,温养冲任	毓麟珠
	肾阳虚证	月经后期,腹冷肢寒,性欲淡漠,小便频数,面色晦暗	温肾暖宫,调补冲任	温胞饮或右归丸
	肾阴虚证	月经错后,头晕耳鸣,腰酸腿软,眼花心悸,皮肤不润,面色萎黄	滋肾养血,调补冲任	养精种玉汤
肝气郁结证		月经延期,乳房胀痛,胸胁不舒,小腹胀痛,精神抑郁,烦躁易怒	疏肝解郁,理血调经	开郁种玉汤
痰湿内阻证		经行延后,形体肥胖,带下量多,头晕心悸,胸闷泛恶,面色㿠白	燥湿化痰,理气调经	苍附导痰丸
瘀滞胞宫证		月经后期,经行不畅,腹痛拒按,经前痛剧	逐瘀荡胎,调经助孕	少腹逐瘀汤

(婚久不孕,月经不调)

考点　阴痒

证型	证候	治则	方药
肝肾阴虚证	阴部皮肤变白,皲裂破溃,五心烦热,头晕目眩,腰酸腿软,烘热汗出	滋阴补肾,清肝止痒	知柏地黄丸+当归、栀子、白鲜皮
肝经湿热证	灼热疼痛,心烦少寐,胸闷呃逆,口苦咽干,小便赤黄	清热利湿,杀虫止痒	龙胆泻肝汤或萆薢渗湿汤,外用蛇床子散

考点　阴挺

阴挺的分度★

分度	Ⅰ度		Ⅱ度		Ⅲ度
分型	轻型	重型	轻型	重型	
临床表现	宫颈外口距处女膜缘<4cm,未达处女膜缘	宫颈已达处女膜缘,阴道口可见子宫颈	宫颈脱出阴道口,宫体仍在阴道内	部分宫体脱出阴道口	宫颈与宫体全部脱于阴道口外

阴挺的辨证论治

证型	证候		治则	方药
气虚证	子宫下移，或脱于阴道口外，小腹下坠	劳则加剧，神倦乏力，少气懒言	补中益气，升阳举陷	补中益气汤 + 金樱子、杜仲、续断
肾虚证		小便频数，腰酸腿软，头晕耳鸣	补肾固脱，益气升提	大补元煎 + 黄芪

第八篇

中医儿科学

第一单元 儿科学基础

考点 小儿年龄分期

	分期标准
胎儿期	受孕~分娩共40周,围生期指孕期28周至产后7天
新生儿期	出生~生后28天
婴儿期	出生后28天~1周岁
幼儿期	1周岁~3周岁
幼童期	3周岁~7周岁
儿童期	7周岁~青春期来临
青春期	女孩自11/12周岁~17/18周岁,男孩自13/14周岁~18/20周岁

考点 小儿生长发育★

年龄	新生儿	≤6个月	7~12个月	>1岁	>2岁
体重	约为3kg	出生时体重+0.7×月龄	6+0.25×月龄	8+年龄×2	
身长	约为50cm	增长25cm		增长10cm	75+7×年龄

续表

年龄	新生儿	≤6个月	7~12个月	>1岁	>2岁
囟门	前囟1.5~2cm	2~4个月后囟关闭		12~18个月前囟闭	
头围	33~34cm	1岁46cm,2岁48cm,5岁50cm			
乳牙		2岁以内乳牙数=月龄-4/6,20~30个月20颗			
血压	收缩压=80+2×年龄,舒张压=收缩压×2/3				
视觉	15~20cm清晰	2个月协调注视事物;4~5个月认识母亲;6个月转身协调视觉	9月视深度觉	1岁半能区别各种形状	5岁辨颜色
听觉	3~7天相当良好	5个月辨别母亲声音	8个月区别语意	1岁能听懂名字	4岁发育完全
肤觉	痛觉存在,触觉敏感				5岁辨重量
粗动作	1月睡醒伸欠	2月扶坐勉强抬头;4月手撑起上半身;6月独坐	7月翻滚;8月爬	10个月扶走;12个月独走;18个月跑步	24个月并跳;36个月骑三轮车
语言	哭叫	3个月发出咿呀声;4个月发出笑声	7个月叫妈妈	1岁半能表达自己的要求	5岁能完整表达

考点 小儿生理、病因、病理特点

生理特点	脏腑娇嫩,形气未充	"稚阴稚阳":小儿脏腑娇嫩,形气未充,骨骼、肌肉筋脉、皮毛及精神意识等与成年人相比纯属不足
	生机蓬勃,发育迅速	"纯阳":小儿生机蓬勃、发育迅速,好比旭日初升,草木方萌
病因特点	外感因素	年龄越小,对六淫邪气的易感程度越高
	乳食因素	小儿"脾常不足",且饮食不知自调,易于为乳食所伤
	先天因素	小儿出生之前已作用于胎儿的致病因素
	情志因素	小儿心怯神弱,最常见的情志所伤是惊恐
病理特点	发病容易,传变迅速	小儿"脾常不足""肺常不足""肾常虚",外感时行疾病在病程中易发生转化,表现为易虚易实、易寒易热
	脏器清灵,易趋康复	

考点　儿科四诊特点
察二便、察舌

	临床表现	临床意义
察舌	舌起粗大红刺，状如草莓	丹痧、皮肤黏膜淋巴结综合征
	舌苔花剥，状如地图	胃之气阴不足
	舌苔厚腻垢浊	宿食内滞
察二便	大便呈果酱色，伴阵发哭闹	肠套叠

考点　儿科治法概要

用药原则	新生儿用成人量的1/6，乳婴儿用成人量的1/3，幼儿用成人量的1/2，学龄期儿童用成人量的2/3或接近成人量

第二单元 新生儿疾病

考点 胎黄

胎黄的诊断

分类	诊断
生理性胎黄	多于婴儿出生后 2~3 天出现,足月儿于出生后 10~14 天消退,早产儿持续时间较长
病理性胎黄	多于出生后 24 小时内出现黄疸,2~3 周仍不消退,甚至加深,或黄疸退而复现,或于生后 1 周甚至数周后出现黄疸

胎黄的辨证论治

	证型	证候	治则	方药
常证	湿热熏蒸证	颜色鲜明如橘皮,精神疲倦,不欲吮吸热重者,烦躁不安,口渴唇干,呕吐腹胀,神昏抽搐	清热利湿退黄	茵陈蒿汤
	寒湿阻滞证	神疲身倦,四肢欠温,纳少易吐	温中化湿退黄	茵陈理中汤
	气滞血瘀证	晦暗无华,右胁下痞块,纳呆,食后易吐	行气化瘀消积	血府逐瘀汤

续表

证型		证候		治则	方药
变证	胎黄动风证	黄疸迅速加重，神昏	嗜睡，抽搐	平肝息风，利湿退黄	羚角钩藤汤
	胎黄虚脱证		面色苍黄，浮肿，气促，四肢厥冷，胸腹欠温	大补元气，温阳固脱	参附汤＋生脉散

第三单元 肺系病证

考点 感冒

感冒主证的辨证论治

证型	证候	治则	方药
风寒感冒证	发热轻，怕冷，无汗，流清涕，咽痒	辛温解表，疏风散寒	荆防败毒散
风热感冒证	发热重，汗出热不解，咽红或肿痛，口干而渴	辛凉解表，疏风清热	银翘散
暑邪感冒证	高热无汗，身重困倦，胸闷泛恶，食欲不振	清暑解表，化湿和中	新加香薷饮
时邪感冒证	起病急骤，高热恶寒，心烦，目赤咽红，肌肉酸痛	清瘟解表消毒	银翘散＋普济消毒饮

感冒兼证的辨证论治 ★

证型		证候	治则	方药
夹痰	风寒夹痰证	咳声重浊,喉中痰鸣	辛温解表,宣肺化痰	三拗汤、二陈汤
	风热夹痰证		辛凉解表,清肺化痰	桑菊饮加减
夹滞		脘腹胀满,不思饮食,呕吐酸腐,口气秽浊,大便酸臭	解表兼以消食导滞	加用保和丸
夹惊		睡卧不宁,惊惕啼叫	解表兼以清热镇惊	加用镇惊丸

考点 乳蛾

证型	证候		治则	方药
风热搏结证	喉核赤肿,咽痛,吞咽困难	发热重,恶寒轻,苔薄白或黄	疏风清热,利咽消肿	银翘马勃散
热毒炽盛证		壮热不退,口干口臭	清热解毒,利咽消肿	牛蒡甘桔汤
肺胃阴虚证		日久不愈,干咳少痰	养阴润肺,软坚利咽	养阴清肺汤

考点　咳嗽

	证型	证候	治则	方药
外感咳嗽	风寒咳嗽证	痰白质稀，恶寒无汗，清涕	疏风散寒，宣肺止咳	金沸草散、杏苏散
	风热咳嗽证	痰黄黏稠，恶风汗出，浊涕	疏风解热，宣肺止咳	桑菊饮
	风燥咳嗽证	鼻燥咽干，皮肤干燥	疏风清肺，润燥止咳	清燥救肺汤、桑杏汤
内伤咳嗽	痰热咳嗽证	痰多色黄，黏稠难咳，喉中痰鸣	清热化痰，宣肺止咳	清金化痰汤、清气化痰汤
	痰湿咳嗽证	痰多壅盛，色白质稀，胸闷纳呆	化痰燥湿，宣肺止咳	二陈汤
	气虚咳嗽证	咳而无力，面色苍白，少气懒言，语声低微，喜温畏寒	健脾补肺，益气化痰	六君子汤
	阴虚咳嗽证	痰少而黏，午后潮热，盗汗	滋阴润燥，养阴清肺	沙参麦冬汤

考点 肺炎喘嗽

肺炎喘嗽常证的辨证论治 ★

证型	证候		治则	方药
风寒闭肺证	发热,咳嗽,气喘	恶寒,呛咳,气急,痰稀色白,咽不红,脉浮紧	辛温宣肺,化痰止咳	华盖散
风热闭肺证		恶风,有汗,咯黄痰,咽红肿,脉浮数	辛凉宣肺,化痰止咳	银翘散+麻杏石甘汤
痰热闭肺证		鼻扇,咯痰黄稠,咽红肿,口渴欲饮,便结溲黄	清热涤痰,开肺定喘	五虎汤+麻杏石甘汤
毒热闭肺证		壮热不退,喘憋,涕泪俱无,胸高胁满,神昏谵语	清热解毒,泻肺开闭	黄连解毒汤+麻杏石甘汤
阴虚肺热证		盗汗,手足心热,干咳少痰,口干便结	养阴清肺,润肺止咳	沙参麦冬汤
肺脾气虚证		久咳无力,多汗,易感冒,纳呆便溏,神疲乏力	补肺益气,健脾化痰	人参五味子汤

中医儿科学

肺炎喘嗽变证的辨证论治

证型	证候	治则	方药
心阳虚衰证	突然面色苍白,口唇肢端青紫发绀,额汗不止,四肢厥冷,脉微欲绝	温补心阳,救逆固脱	参附龙牡救逆汤
邪陷厥阴证	壮热神昏,烦躁谵语,痰声辘辘,四肢抽搐,口噤项强,两目上视,指纹青紫达命关	平肝息风,清心开窍	羚角钩藤汤+牛黄清心丸

考点 哮喘

哮喘发作期的辨证论治

病机	证型	证候	治则	方药
痰饮久伏,遇诱因触发,反复不已	热性哮喘证	咳嗽喘急,声高息涌,咳痰稠黄,痰热内盛是关键	清肺涤痰,止咳平喘	麻杏石甘汤+苏葶丸加减
	寒性哮喘证	风寒在表:恶寒无汗,鼻流清涕;痰湿内阻:面色淡白,痰多白沫	温肺散寒,涤痰定喘	小青龙汤+三子养亲汤
	外寒内热证	外寒:鼻塞喷嚏,流清涕;内热:痰稠色黄,口渴引饮	解表清里,定喘止咳	大青龙汤
	肺实肾虚证	哮喘持续不已,动则喘甚,常伴咳嗽、喉中痰吼	泻肺平喘,补肾纳气	偏于肺实者用苏子降气汤;偏于肾虚者用都气丸+射干麻黄汤

哮喘缓解期的辨证论治

证型	证候	治则	方药
肺脾气虚证	面色苍白,少气懒言,倦怠乏力,纳呆便溏	补肺固表,健脾益气	玉屏风散+人参五味子汤
脾肾阳虚证	面色㿠白,形寒肢冷,乏力,动则心悸气促	温补脾肾,固摄纳气	金匮肾气丸
肺肾阴虚证	喘促乏力,消瘦,面色潮红,盗汗,手足心热	养阴清热,敛肺补肾	麦味地黄丸

考点 反复呼吸道感染

病机	证型	证候		治则	方药
禀赋虚弱,肺脾肾三脏功能不足,卫外不固	肺脾气虚证	反复外感	少气懒言,气短,食少纳呆,大便不调	补肺固表,健脾益气	玉屏风散+六君子汤
	营卫失调证		恶风恶寒,四肢不温	调和营卫,益气固表	黄芪桂枝五物汤
	脾肾两虚证		鸡胸龟背,腰膝酸软,发育落后	温补肾阳,健脾益气	金匮肾气丸+理中丸
	肺脾阴虚证		颧红口渴,盗汗自汗,手足心热,大便干结	养阴润肺,益气健脾	生脉散+沙参麦冬汤

第四单元 脾系病证

考点 鹅口疮

证型	证候	治则	方药
心脾积热证	面赤唇红,烦躁不宁,啼哭叫扰,口干渴	清心泻脾	清热泻脾散
虚火上浮证	周围红晕不著,口舌糜烂,形体怯弱,口干不渴	滋阴降火	知柏地黄丸

考点 口疮★

证型	证候		治则	方药
风热乘脾证	口舌溃烂	烦躁多啼,口臭涎多	疏风散火,清热解毒	银翘散
心火上炎证		色红赤,饮食困难,心烦不安,口干欲饮	清心凉血,泻火解毒	泻心导赤汤
虚火上浮证		稀散色淡,口流清涎,神疲颧红,口干不欲饮	滋阴降火,引火归元	六味地黄丸+肉桂

考点 泄泻★

病机		证型	证候	治则	方药
感受外邪、内伤乳食和脾胃虚弱、脾肾阳虚等导致脾胃受病，故饮食入胃，水谷不化，精微不固，合污而下，成为泄泻	常证	伤食泻证	脘腹胀痛，泻后痛减，大便酸臭，嗳气	运脾和胃，消食化滞	保和丸
		风寒泻证	泄泻清稀，有泡沫，臭气不甚，肠鸣腹痛	疏风散寒，化湿和中	藿香正气散
		湿热泻证	泻下稀薄，如水注，大便深黄臭秽，发热泛恶	清肠解热，化湿止泻	葛根黄芩黄连汤
		脾虚泻证	便溏，食后作泻，色淡不臭，面色萎黄	健脾益气，助运止泻	参苓白术散
		脾肾阳虚泻证	久泻不止，食入即泻，完谷不化，形寒肢冷，面色㿠白，睡时露睛	温补脾肾，固涩止泻	附子理中丸+四神丸
	变证	气阴两伤证	泻下无度，皮肤干燥，目眶及前囟凹陷，口渴引饮，啼哭无泪	益气养阴	人参乌梅汤
		阴竭阳脱证	暴泻不止，神疲怯弱，四肢厥冷，冷汗自出	回阳固脱	生脉散+参附龙牡汤

考点 厌食

证型	证候	治则	方药
脾失健运证	脘腹饱胀,形体略瘦,面色欠华,精神良好	调和脾胃,运脾开胃	不换金正气散
脾胃气虚证	少气懒言,精神委靡,大便夹不消化食物残渣	健脾益气,佐以助运	异功散
脾胃阴虚证	口舌干燥,食少饮多,便干尿赤	滋脾养胃,佐以助运	养胃增液汤

考点 积滞

证型	证候	治则	方药
乳食内积证	烦躁多啼,夜卧欠安,小便短黄或如米泔,指纹紫滞	消乳化食,和中导滞	乳积者,选消乳丸;食积者,选保和丸
脾虚夹积证	乏力困倦,腹满喜按,指纹清淡	健脾助运,消食化滞	健脾丸

考点 疳证

病机	证型		证候	治则	方药
脾胃虚损津液消亡	常证	疳气证	面色萎黄少华，毛发稍稀，精神欠佳，易发脾气	调脾健运	资生健脾丸
		干疳证	极度消瘦，呈老人貌，皮肤干瘪起皱，大肉已脱，精神委靡，啼哭无力，毛发干枯，腹凹如舟	补益气血	八珍汤
		疳积证	肚腹鼓胀，毛发稀疏结绺，性情烦躁，夜卧不宁	消积理脾	肥儿丸
	兼证	疳肿胀证	足踝水肿，甚则颜面四肢水肿，面色无华，四肢欠温	健脾温阳，利水消肿	防己黄芪汤+五苓散
		眼疳证	两目干涩，畏光羞明，眼角赤烂，时常眨眼，目睛失泽	养血柔肝，滋阴明目	石斛夜光丸
		口疳证	口舌生疮，口腔糜烂，秽臭难闻，面赤唇红，烦躁哭闹	清心泻火，滋阴生津	泻心导赤汤

考点 腹痛

证型	证候		治则	方药
腹部中寒证	腹部疼痛	得温则舒，遇寒痛甚，肢冷不温	温中散寒，理气止痛	养脏汤
乳食积滞证		脘腹胀满，嗳腐吞酸，不思乳食，大便秽臭	消食导滞，行气止痛	香砂平胃散
胃肠结热证		腹胀拒按，大便秘结，烦躁口渴，手足心热	通腑泄热，行气止痛	大承气汤
脾胃虚寒证		时作时止，痛处喜按，得温则舒，便溏	温中理脾，缓急止痛	小建中汤+理中丸
气滞血瘀证		痛有定处，痛如针刺，肚腹硬胀，青筋显露	活血化瘀，行气止痛	少腹逐瘀汤

考点　便秘

证型	证候		治则	方药
食积便秘	大便干结	脘腹胀满，不思饮食，口臭	消积导滞通便	枳实导滞丸
燥热便秘		便秘不通，面赤身热，腹胀，口干口臭	清热润肠通便	麻子仁丸
气滞便秘		欲便不得，胸胁痞满，腹胀痛，嗳气频作	理气导滞通便	六磨汤
血虚便秘		面白无华，唇甲色淡，心悸目眩	养血润肠通便	润肠丸
气虚便秘	大便不干燥，努挣难下，便时汗出气短，便后乏力		益气润肠通便	黄芪汤

考点　营养性缺铁性贫血

营养性缺铁性贫血的分度

	血红蛋白计数（g/L）	白细胞计数（10^{12}/L）
轻度	90~110（6个月~6岁）、90~120（6岁以上）	3~4
中度	60~90	2~3
重度	30~60	1~2
极重度	<30	<1

营养性缺铁性贫血的辨证论治

证型	证候	治则	方药
脾胃虚弱证	面色苍黄，不思饮食，体倦乏力，黏膜苍白	健运脾胃，益气养血	六君子汤
心脾两虚证	发枯易脱，心悸气短，食少纳呆，头晕目眩	补脾养心，益气生血	归脾汤
肝肾阴虚证	两颧嫩红，目涩耳鸣，腰腿酸软，潮热盗汗	滋养肝肾，益精生血	左归丸
脾肾阳虚证	面色㿠白，畏寒肢冷，食少便溏，精神委靡	温补脾肾，益阴养血	右归丸

第五单元　心肝病证

考点　汗证

病因病机	证型	证候	治则	方药
表虚不固，卫失外护；营卫失调，腠理不密；气阴虚弱，汗液外泄；湿热迫蒸，外泄肌表	肺卫不固证	神倦乏力，肢端欠温	益气固表	玉屏风散+牡蛎散
	营卫失调证	畏寒怕风，精神疲倦	调和营卫	黄芪桂枝五物汤
	气阴亏虚证	盗汗，体质消瘦，心烦少寐，手足心灼热	益气养阴	生脉散、当归六黄汤
	湿热迫蒸证	汗出过多，以额、心胸为甚，汗渍色黄，口臭	清热泻脾	泻黄散

考点 病毒性心肌炎

证型	证候		治则	方药
风热犯心证	神疲乏力，心悸气短，肢冷多汗	低热绵延，鼻塞流涕，咽红肿痛	清热解毒，宁心复脉	银翘散
湿热浸心证		寒热起伏，恶心呕吐，腹痛泄泻	清热化湿，宁心复脉	葛根黄芩黄连汤
气阴亏虚证		少气懒言，烦热口渴，夜寐不安	益气养阴，宁心复脉	炙甘草汤+生脉散
心阳虚弱证		神疲乏力，畏寒肢冷，头晕多汗	温振心阳，宁心复脉	桂枝甘草龙骨牡蛎汤
痰瘀阻络证		心前区痛如针刺，脘闷呕恶，唇甲青紫，舌胖质紫暗	豁痰化瘀，宁心通络	瓜蒌薤白半夏汤+失笑散

考点　注意力缺陷多动障碍

证型	证候	治则	方药
肝肾阴虚证	急躁易怒，遗尿，腰酸乏力，五心烦热，盗汗	滋养肝肾，平肝潜阳	杞菊地黄丸
心脾两虚证	神疲乏力，形体消瘦，言语冒失，睡眠不实	养心安神，健脾益气	归脾汤+甘麦大枣汤
痰火内扰证	烦躁不宁，胸中烦热，懊恼不眠	清热泻火，化痰宁心	黄连温胆汤

考点　惊风

惊风的发病特点及四证八候

发病特点		1~5岁小儿多见，年龄越小发病率越高
四证八候	四证	痰证、热证、惊证、风证
	八候	搐、搦、掣、颤、反、引、窜、视

惊风的辨证论治

	证型	证候	治则	方药
急惊风	风热动风证	咳嗽流涕,脉浮数	疏风清热,息风定惊	银翘散
	气营两燔证	见于盛夏,状如多汗,恶心呕吐,嗜睡	清热凉营,息风开窍	清瘟败毒饮
	邪陷心肝证	高热不退,神昏谵语	平肝息风,清心开窍	羚角钩藤汤
	湿热疫毒证	突然壮热,大便腥臭或夹脓血	清热化湿,解毒息风	黄连解毒汤+白头翁汤
	惊恐惊风证	面色时青时赤,频作惊惕,大便色青	镇惊安神,平肝息风	琥珀抱龙丸
慢惊风	脾虚肝亢证	面色萎黄,神志不清,嗜睡露睛,大便青绿,足踝及面部浮肿	温中健脾,缓肝理脾	缓肝理脾汤
	脾肾阳虚证	精神萎靡,口鼻气冷,昏睡露睛,四肢厥冷	温补脾肾,回阳救逆	固真汤+驱寒荡惊汤
	阴虚风动证	面色潮红,身热消瘦,手足心热,肢体痉挛或强直,虚烦疲劳	滋肾养肝,育阴潜阳	大定风珠

考点　痫病

痫病的辨证论治

证型	证候	治则	方药
惊痫证	发作前心中惊恐，发作时吐舌惊叫大啼，恍惚失魂	镇惊安神	镇惊丸
痰痫证	痰涎壅盛，口吐痰沫，喉间痰鸣	豁痰开窍	涤痰汤
风痫证	口唇及面部青紫	息风止痉	定痫丸
瘀血痫证	头部刺痛，痛处固定，面唇青紫，肌肤枯燥色暗	化瘀通窍	通窍活血汤
脾虚痰盛证	神疲乏力，面色无华，时作眩晕	健脾化痰	六君子汤
脾肾两虚证	肾虚表现：瘛疭抖动，智力迟钝，腰膝酸软；脾虚表现：神疲乏力，少气懒言，睡眠不宁	补益脾肾	河车八味丸

痫病的西医治疗

癫痫持续状态的治疗原则	快速控制发作：地西泮、氯硝西泮、咪达唑仑、苯巴比妥、10%水合氯醛
	保持呼吸道通畅，吸痰
	保护脑、心等脏器功能，防治并发症

第六单元　肾系病证

考点　水肿

水肿常证的辨证论治 ★

证型	证候	治则	方药
风水相搏证	起病急，先眼睑浮肿，波及全身，皮肤光亮，指压不显按之凹陷即起，并恶风发热、咳嗽身痛	疏风宣肺，利水消肿	麻黄连翘赤小豆汤＋五苓散
湿热内浸证	皮肤疮毒，小便短赤色如浓茶，胸脘痞闷，纳呆泛恶	清热利湿，凉血止血	五味消毒饮＋小蓟饮子
肺脾气虚证	浮肿不著，面色少华，倦怠乏力，纳少便溏，汗自出	益气健脾，利水消肿	参苓白术散＋玉屏风散
脾肾阳虚证	全身浮肿，以腰腹、下肢为甚，按之深陷难起，畏寒肢冷，神倦乏力	温肾健脾，利水消肿	真武汤
气阴两虚证	面色无华，腰膝酸软，耳鸣目眩，咽干口燥	益气养阴，利水消肿	六味地黄丸加黄芪

水肿变证辨证论治

证型	证候	治则	方药
水凌心肺证	肢体水肿，咳嗽气急，心悸胸闷，口唇青紫	泻肺逐水，温阳扶正	己椒苈黄丸+参附汤
邪陷心肝证	头痛眩晕，视物模糊，烦躁，偶见惊厥昏迷	平肝息风，泻火利水	龙胆泻肝汤+羚角钩藤汤
水毒内闭证	全身水肿，尿少或尿闭，头晕头痛，恶心呕吐	辛开苦降，解毒利尿	温胆汤+附子泻心汤

水肿的西医治疗

抗感染	急性肾炎：青霉素
激素疗法	肾病综合征：泼尼松
利尿	①急性肾炎：噻嗪类/袢利尿剂。②肾病综合征：氢氯噻嗪、螺内酯、呋塞米
降压	钙拮抗剂、血管紧张素转换酶抑制剂
严重合并症	降压、利尿、止痉、强心等

考点　尿频

证型	证候	治则	方药
脾肾气虚证	精神倦怠，面色萎黄，食欲不振，畏寒怕冷	温补脾肾，升提固摄	缩泉丸
湿热下注证	尿道灼痛，小腹坠胀，常伴发热、烦渴、头身疼痛、恶心呕吐	清热利湿，通利膀胱	八正散
阴虚内热证	低热盗汗，颧红，五心烦热，咽干口渴	滋阴补肾，清热降火	知柏地黄丸

考点　遗尿

证型	治则	方药
肾气不足证	温补肾阳，固涩膀胱	菟丝子散
肺脾气虚证	补肺益脾，固涩膀胱	补中益气汤 + 缩泉丸
心肾失交证	清心滋肾，安神固脬	交泰丸 + 导赤散
肝经湿热证	清热利湿，泻肝止遗	龙胆泻肝汤

第七单元 传染病

考点 麻疹 ★

	证型	证候	治则	方药
麻疹之顺证	邪犯肺卫证（初热期）	口腔两颊黏膜红赤，近臼齿处可见麻疹黏膜斑	辛凉透表，清宣肺卫	宣毒发表汤
	邪入肺胃证（出疹期）	疹点从耳后发际，延及头面、颈部、耳后蔓延及胸背腹部、四肢，最后鼻准部及手心、足心疹点由稀到密，疹色先红后暗，凸起碍手	清凉解毒，透疹达邪	清解透表汤
	阴津耗伤证（收没期）	疹退出皮肤呈糠麸状脱屑，有色素沉着	养阴益气，清解余邪	沙参麦冬汤
麻疹之逆证	邪毒攻喉证	咽喉肿痛，声嘶，如犬吠，胸高胁陷	清热解毒，利咽消肿	清咽下痰汤
	邪陷心肝证	皮肤疹点密集成片，神昏谵语，抽搐	平肝息风，清心开窍	羚角钩藤汤
	邪毒闭肺证	咳嗽气促，鼻翼扇动，疹点紫暗或隐没	宣肺开闭，清热解毒	麻杏甘石汤

考点　奶麻

证型	证候	治则	方药
邪郁肌表证	骤发高热，饮食减少，咽红	疏风清热，宣透邪毒	银翘散
毒透肌肤证	身热已退，肌肤出现玫瑰红色小丘疹	清热生津，以助康复	银翘散+养阴清肺汤

考点　风痧

证型	证候	治则	方药
邪犯肺卫证	发热恶风，咳嗽流涕，胃纳欠佳	疏风解表清热	银翘散
邪入气营证	壮热口渴，疹色鲜红或紫暗，疹点较密	清气凉营解毒	透疹凉解汤

考点　丹痧

证型	证候	治则	方药
邪侵肺卫证	发热骤起，头痛畏寒，灼热无汗	辛凉宣透，清热利咽	解肌透痧汤
毒炽气营证	面赤口渴，壮热不解，伴糜烂白腐	清气凉营，泻火解毒	凉营清气汤
痧后阴伤证	低热，唇燥，口干，干咳	养阴生津，清热润喉	沙参麦冬汤

麻疹、风痧、丹痧、奶麻的鉴别 ★

麻疹	发热咳嗽、鼻流清涕、泪水汪汪、全身发红疹，早期有麻疹黏膜斑，发疹有序
风痧	轻度发热，咳嗽，淡红色皮疹，细小如沙，耳后、枕部淋巴结肿大

续表

丹痧	咽喉肿痛或伴腐烂、猩红色皮疹,杨梅舌,疹后脱皮
奶麻	淡粉红色斑丘疹,较麻疹少,发疹无序

考点　水痘★

证型	证候	治则	方药
邪伤肺卫证	鼻塞流涕,喷嚏咳嗽,起病后1~2日出疹,疹色红润,疱浆清亮,分布稀疏	疏风清热,利湿解毒	银翘散
邪炽气营证	壮热不退,烦躁不安,口渴欲饮,面红目赤,疹色紫暗,疱浆浑浊,分布较密	清气凉营,解毒化湿	清胃解毒汤

考点　手足口病

证型	证候	治则	方药
邪犯肺脾证	身有微热,鼻塞流涕,手、足、臀部见散在的充血性丘疹及疱疹,口腔内见散在丘疱疹,疱疹透亮	宣肺解表,清热化湿	甘露消毒丹
湿热蒸盛证	身热烦躁,口臭流涎,手、足、臀部见丘疱疹,分布稠密,疹色暗红,周围红晕,疱浆较浑	清热凉营,解毒祛湿	清瘟败毒饮

考点　痄腮

	证型	证候	治则	方药
常证	邪犯少阳证	1~2天后一侧腮部肿胀疼痛，继则另一侧腮部也肿	疏风清热，散结消肿	柴胡葛根汤
	热毒蕴结证	烦躁不安，口渴欲饮	清热解毒，软坚散结	普济消毒饮
变证	邪陷心肝证	神昏嗜睡，项强抽搐	清热解毒，息风开窍	清瘟败毒散
	毒窜睾腹证	一侧或两侧睾丸肿胀疼痛	清肝泻火，活血止痛	龙胆泻肝汤

考点　顿咳

证型		证候	治则	方药
邪犯肺卫证（初咳期）	咳嗽	鼻塞流涕，痰稀白、量不多	疏风祛邪，宣肺止咳	三拗汤
痰火阻肺证（痉咳期）		深吸气样鸡鸣音，吐出痰涎及食物后，痉咳暂时缓解，但不久又复发作	泻肺清热，涤痰镇咳	桑白皮汤＋葶苈大枣泻肺汤
气阴耗伤证（恢复期）		干咳无痰，声音嘶哑，伴低热，汗后颧红，夜寐不宁，盗汗	养阴润肺，益气健脾	肺阴亏虚者用沙参麦冬汤；肺脾气虚者用人参五味子汤

第八单元　虫证

考点　蛔虫病

证型	证候	治则	方药
肠虫证	轻者时有绕脐腹痛，食欲不振，日渐消瘦	驱蛔杀虫，调理脾胃	使君子散
	重者面色萎黄，精神委靡，或恶心呕吐，或吐蛔虫，睡眠不安，寐中磨牙，嗜食泥土，大便下虫		
蛔厥证	突发剧烈腹痛，以右胁下及胃脘部疼痛为主，恶心呕吐，常吐蛔虫，肢冷汗出	安蛔定痛，继之驱虫	乌梅丸
虫瘕证	突然阵发性脐腹剧烈疼痛，部位不定，腹部可扪及质软、无痛的可移动团块	行气通腑，散蛔驱虫	驱蛔承气汤

第九单元 其他疾病

考点 紫癜

证型	证候	治则	方药
风热伤络证	下肢及臀部多，呈对称分布，颜色鲜红	疏风清热，凉血安络	银翘散
血热妄行证	斑色鲜红，鼻衄、齿衄，脉数有力	清热解毒，凉血止血	犀角地黄汤
气不摄血证	斑色淡紫，面色少华，神疲气短，饮食不振，头晕心悸	健脾养心，益气摄血	归脾汤
阴虚火旺证	鼻衄、齿衄，血色鲜红，低热盗汗，少寐，脉细数	滋阴降火，凉血止血	知柏地黄丸

考点　维生素 D 缺乏性佝偻病

特点	证型	证候	治则	方药
正在生长的骨骺端软骨板不能正常钙化，造成骨骼病变	肺脾气虚证	形体虚胖，肌肉松软，食欲不振	健脾补肺	人参五味子汤
	脾虚肝旺证	头部多汗，夜啼不宁，易惊多惕	健脾助运，平肝息风	益脾镇惊散
	肾精亏损证	有明显的骨骼改变（头颅方大）	补肾填精，佐以健脾	补肾地黄丸

考点　传染性单核细胞增多症

概念	是由时邪（EB 病毒）引起的急性传染病
发病特点	发热，咽峡炎，淋巴结肿大，肝脾肿大，外周血中淋巴细胞增多，异型淋巴细胞增多

证型	证候	治则	方药
邪犯肺胃证	鼻塞流涕，头痛咳嗽，恶心呕吐，颈淋巴结轻度肿大	疏风清热，宣肺利咽	银翘散
气营两燔证	壮热烦渴，乳蛾肿大，口疮口臭，面红唇赤	清气凉营，解毒化痰	普济消毒饮

续表

痰热流注证	热型不定,颈、腋、腹股沟处浅表淋巴结肿大,以颈部为重	清热化痰,通络散瘀	清肝化痰丸
湿热蕴滞证	身热不扬,头身重痛,困倦,呕恶纳呆,渴不欲饮,面色苍黄	清热解毒,行气化湿	甘露消毒丹
正虚邪恋证	神疲气弱,口干唇红	益气生津,兼清余热	气虚邪恋:竹叶石膏汤;阴虚邪恋:青蒿鳖甲汤、沙参麦冬汤

第九篇

针灸学

第一单元 经络系统

考点 十二经脉

十二经脉的分布规律

十二经脉	四肢	分布
三阴经	上肢	太阴在前,厥阴在中,少阴在后
	下肢	内踝上 8 寸以下:厥阴在前,太阴在中,少阴在后
		内踝上 8 寸以上:太阴在前,厥阴在中,少阴在后
三阳经	上肢、下肢	阳明在前,少阳在中,太阳在后

十二经脉的循行走向、交接规律、气血循环流注★

分类	循行走向	交接规律	气血循环流注(歌诀)
记忆点	手三阴从胸走手	阳经与阴经(互为表里)在手足末端相交	肺大胃脾心小肠,膀肾胞焦胆肝肺
	手三阳从手走头	阳经与阳经(同名经)在头面部相交	
	足三阳走头走足	相互衔接的阴经与阳经在胸中相交	
	足三阴从足走腹		

考点　奇经八脉 ★

名称	循行分布	功能
任脉（阴脉之海）	前正中线	①沟通相近经脉。②统摄经脉气血。③协调阴阳。④蓄积、渗灌十二经气血
督脉（阳脉之海）	后正中线	
冲脉（十二经脉之海、血海）	腹部第一侧线	
带脉	横行腰部	
阴跷脉	下肢内侧、眼	
阳跷脉	下肢外侧、肩、头	
阴维脉	下肢内侧、腹部第三侧线、颈部	
阳维脉	下肢外侧、肩、头项	

考点　十五络脉、十二经别

名称	分布特点	作用
十五络脉	十二经络脉：四肢肘膝关节以下、腕踝关节附近的本经络穴分出，走向表里经	①加强表里经联系。②沟通表里经经气。③补充十二经循行不足
	任脉：鸠尾分出，布散胸部	
	督脉：长强分出，散布于头，别走足太阳	
	脾之大络：大包分出，布胸胁	

续表

名称	分布特点	作用
十二经别	离：从肘膝关节上下的正经分出	①加强十二经内外联系。②加强属络脏腑在体内的联系。③补充十二经体外循行不足。④扩大十二经主治范围
	入：入体腔，与表里脏腑联系	
	出：头项部	
	合：阳经合本经，阴经合表里阳经	

第二单元 腧穴的主治特点和规律

考点 主治特点

主治特点	治疗	规律
近治作用	局部及邻近组织器官	腧穴所在，主治所在
远治作用	远隔部位的组织器官	经脉所过，主治所及
特殊作用	①双向的良性调整作用。②相对特异的治疗	

第三单元　特定穴 ★

考点　五输穴

五输穴概述

	具体内容
分布	肘膝关节以下
分类	所出为井，所溜为荥，所注为输，所行为经，所入为合
属性	阴井金，阳井木
主病	井主心下满，荥主身热，输主体重节痛，经主喘咳寒热，合主逆气而泄
治疗	春刺井，夏刺荥，季夏刺输，秋刺经，冬刺合

考点　原穴、络穴

原穴、络穴概述

	原穴（阴经之输并于原）	络穴
分布	腕踝关节附近	肘膝关节以下
作用	诊断和治疗疾病	加强表里两经联系

十二原穴和十五络穴

经脉	原穴	络穴	经脉	原穴	络穴
手太阴肺经	太渊	列缺	手阳明大肠经	合谷	偏历
手厥阴心包经	大陵	内关	手少阳三焦经	阳池	外关
手少阴心经	神门	通里	手太阳小肠经	腕骨	支正
足太阴脾经	太白	公孙	足阳明胃经	冲阳	丰隆
足厥阴肝经	太冲	蠡沟	足少阳胆经	丘墟	光明
足少阴肾经	太溪	大钟	足太阳膀胱经	京骨	飞扬
任脉		鸠尾	督脉		长强
脾之大络		大包			

考点 背俞穴、募穴

五脏	背俞穴	募穴	六腑	背俞穴	募穴
肺	肺俞	中府	大肠	大肠俞	天枢
心	心俞	巨阙	小肠	小肠俞	关元
心包	厥阴俞	膻中	三焦	三焦俞	石门
脾	脾俞	章门	胃	胃俞	中脘

续表

五脏	背俞穴	募穴	六腑	背俞穴	募穴
肾	肾俞	京门	膀胱	膀胱俞	中极
肝	肝俞	期门	胆	胆俞	日月

考点 八脉交会穴

八脉交会穴	所通八脉	八脉交会穴	所通八脉
公孙	冲脉	内关	阴维脉
外关	阳维脉	足临泣	带脉
后溪	督脉	申脉	阳跷脉
列缺	任脉	照海	阴跷脉

考点 八会穴

八会	穴名	八会	穴名
气会	膻中	脏会	章门
血会	膈俞	腑会	中脘
脉会	太渊	骨会	大杼
筋会	阳陵泉	髓会	绝骨

考点 郄穴

阴经	郄穴	阳经	郄穴
手太阴肺经	孔最	手阳明大肠经	温溜
手厥阴心包经	阴郄	手少阳三焦经	会宗
手少阴心经	郄门	手太阳小肠经	养老
足太阴脾经	地机	足阳明胃经	梁丘
足厥阴肝经	中都	足少阳胆经	外丘
足少阴肾经	水泉	足太阳膀胱经	金门
阴维脉	筑宾	阳维脉	阳交
阴跷脉	交信	阳跷脉	跗阳

考点 下合穴

六腑	下合穴	六腑	下合穴
大肠	上巨虚	胃	足三里
小肠	下巨虚	膀胱	委中
三焦	委阳	胆	阳陵泉

第四单元 腧穴的定位方法

骨度分寸定位法 ★

部位	起止点	折量寸	说明
头面部	前发际正中至后发际正中	12	用于确定头部腧穴的纵向距离
	眉间（印堂）至前发际正中	3	用于确定头前部腧穴的纵向距离
	两额角发际（头维）之间	9	用于确定头前部腧穴的横向距离
	耳后两完骨（乳突）之间	9	用于确定头后部腧穴的横向距离
胸腹胁部	胸骨上窝（天突）至剑胸联合中点（歧骨）	9	用于确定胸部任腧穴的纵向距离
	胸剑联合中点（歧骨）至脐中	8	用于确定上腹部腧穴的纵向距离
	脐中至耻骨联合上缘（曲骨）	5	用于确定下腹部腧穴的纵向距离
	两乳头之间	8	用于确定胸腹部腧穴的横向距离
	腋窝顶点至第11肋游离端（章门）	12	用于确定胁肋部腧穴的纵向距离
	两肩胛骨喙突内侧缘之间	12	用于确定胸部腧穴的横向距离
背腰部	肩胛骨内缘至后正中线	3	用于确定背腰部腧穴的横向距离

续表

部位	起止点	折量寸	说明
上肢部	腋前、后纹头至肘横纹	9	用于确定上臂部腧穴的纵向距离
	肘横纹至腕掌（背）侧远端横纹	12	用于确定前臂部腧穴的纵向距离

骨度分寸定位法（二）

部位	起止点	折量寸	说明
下肢部	耻骨联合上缘至髌底	18	用于确定大腿内侧部腧穴的纵向距离
	髌底至髌尖	2	
	髌尖至内踝尖	15	用于确定小腿内侧部腧穴的纵向距离
	阴陵泉至内踝尖	13	
	股骨大转子至腘横纹	19	用于确定大腿前外侧部腧穴的纵向距离
	臀沟至腘横纹	14	用于确定大腿后部腧穴的纵向距离
	腘横纹至外踝尖	16	用于确定小腿外侧部腧穴的纵向距离
	内踝尖至足底	3	用于确定足内侧部腧穴的纵向距离

第五单元 十四经腧穴

考点 手太阴肺经腧穴

穴位	主治		定位
中府	胸肺病证、肩臂痛		横平第1肋间隙,锁骨下窝外侧
尺泽	肺系实热性病证(鼻衄、咯血、咳嗽气喘、咽喉肿痛),肘臂挛痛	急性吐泻,中暑,小儿惊风	肘横纹上,肱二头肌桡侧缘凹陷中
孔最		痔血	腕掌侧远端横纹上7寸
列缺	肺系疾患(咳嗽、气喘、咽痛)	头面疾患,手腕痛	腕掌侧远端横纹上1.5寸,拇短伸肌腱和拇长展肌腱之间
太渊		无脉症,腕臂痛	桡骨茎突与舟状骨之间的凹陷,拇长展肌腱尺侧凹陷中
鱼际	肺系热性病证	掌中热,小儿疳积	第1掌骨桡侧中点赤白肉际处
少商		高热,昏迷,癫狂,指肿,麻木	拇指末节桡侧,指甲根上0.1寸

考点 手阳明大肠经腧穴

穴位	主治		定位	
商阳	五官疾病（头痛、目赤肿痛、鼻衄、齿痛、口眼歪斜、耳聋），热病，上肢疼痛	昏迷、手指麻木	食指桡侧，指甲根上0.1寸	
合谷		发热恶寒外感，经闭、滞产，针麻	手背，第2掌骨桡侧的中点处	
阳溪			鼻烟窝	
偏历		腹胀，水肿	阳溪与曲池连线	腕背侧远端横纹上3寸
手三里				肘横纹下2寸
曲池	上肢病证，腹痛腹泻，咽肿齿痛	热病眩晕，皮外科（湿疹），癫狂	尺泽与肱骨外上髁连线中点凹陷	
肩髃	肩、上肢病证，隐疹		肩峰外侧缘前端与肱骨大结节两骨间凹陷中	
扶突	咽喉部病证，咳嗽气喘，瘿气，瘰疬		横平喉结，胸锁乳突肌前、后缘中间	
迎香	鼻病，口歪，胆道蛔虫症		鼻翼外缘中点旁，鼻唇沟中	

考点　手厥阴心包经腧穴

穴位	主治		定位
天池	心胸病证	咳嗽痰多，乳痈瘰疬	第4肋间隙，前正中线旁5寸
曲泽		胃痛呕血，热病中暑	肱二头肌腱的尺侧凹陷
郄门		热性出血证，疔疮癫痫	腕掌侧远端横纹上5寸
间使	心与神志疾患，胃痛呕吐，肘臂挛痛	热病疟疾	腕掌侧远端横纹上3寸
内关		中风头痛	腕掌侧远端横纹上2寸
大陵			腕掌侧远端横纹上，掌长肌腱与桡侧腕屈肌腱
劳宫	急症（中风、昏迷、中暑）	心与神志疾患，口疮口臭，鹅掌风	握拳，中指尖下
中冲		热病，舌强肿痛	中指末端最高点

考点　手太阳小肠经腧穴

穴位	主治		定位
少泽	乳痈，乳少，热病昏迷，头面五官病		小指末节尺侧，指甲根上0.1寸
后溪	肩肘腰背痛	盗汗，疟疾	手内侧，第5掌指关节尺侧近端赤白肉际凹陷中
养老		目视不明	腕背横纹上1寸，尺骨头桡侧凹陷

续表

穴位	主治	定位
支正	癫狂,疣症	腕背横纹上5寸,尺骨尺侧与尺侧腕屈肌之间
天宗	肩胛疼痛,乳痈,气喘	肩胛冈中点与肩胛下角连线上1/3与下2/3交点凹陷中
颧髎	口眼歪斜,眼睑瞤动,面痛颊肿	颧骨下缘,目外眦直下凹陷处
听宫	齿痛,耳鸣,耳聋,癫狂痫	耳屏正中与下颌髁状突之间的凹陷处

考点 手少阳三焦经腧穴

穴位	主治		定位
关冲	五官病证,热病心烦		无名指末节尺侧,指甲根上0.1寸
中渚	五官病证,消渴,肩臂痛	疟疾	第4掌指关节近端凹陷中
阳池			腕背横纹,指伸肌腱尺侧凹陷中
外关	热病,耳鸣耳聋,胁肋痛,瘰疬	上肢不遂	腕背横纹上2寸
支沟		便秘	腕背横纹上3寸
肩髎	肩臂不遂,风疹		肩峰角与肱骨大结节两骨凹陷

续表

穴位	主治		定位
翳风	耳聋耳鸣	口眼歪斜,牙闭颊肿	耳垂后方,乳突下端前方凹陷处
耳门		齿痛,颈颔痛	耳屏上切迹与下颌骨髁状突凹陷处
角孙	头痛,目赤肿痛,齿痛	痄腮	耳尖正对发际处
丝竹空		癫痫	眉梢凹陷处

考点 手少阴心经腧穴

穴位	主治		定位	
极泉	心病,上肢病证,瘰疬	上肢针麻	腋窝正中,腋动脉搏动处	
少海		癔病,头项痛	平肘横纹,肱骨内上髁前缘	
通里	心病	舌强不语,腕臂痛	腕掌侧远端横纹上1寸	尺侧腕屈肌腱桡侧
阴郄		骨蒸盗汗,吐血衄血	腕掌侧远端横纹上0.5寸	
神门	心与神志病证	高血压,胸胁痛	腕掌侧远端横纹尺侧端	
少冲		热病	小指末节桡侧,指甲根上0.1寸	

考点 足少阴肾经腧穴

穴位	主治			定位
涌泉	肺系病证	妇科病证，男科病证	急症，神志病证，奔豚，足心热	足心最凹陷处
然谷			小儿脐风，口噤	足舟骨粗隆下方，赤白肉际处
太溪			五官热性病证，消渴，腰脊足踝痛、下肢厥冷	内踝尖与跟腱之间凹陷处
大钟			痴呆嗜卧，腰脊足踝痛	内踝后下，跟腱前缘凹陷
照海			五官热性病证，精神神志病证	内踝尖下1寸，内踝下缘边际凹陷
复溜	胃肠疾患		水肿汗证，腰腿痛	内踝尖上2寸，跟腱前缘
肓俞			月经不调，疝气	脐中旁开0.5寸

考点 足太阴脾经腧穴

穴位	主治		定位
隐白	脾胃病证	妇科病，出血证，癫狂多梦，惊风	大趾末节内侧，趾甲根后0.1寸
太白		体重节痛，脚气	第1跖趾关节近端赤白肉际凹陷
公孙		心烦失眠，狂证，奔豚	第1跖骨基底部前下方赤白肉际

续表

穴位	主治		定位
三阴交	脾胃病证,妇科病证,下肢痿痹	不孕、滞产,心悸失眠,阴虚诸证,湿疹、荨麻疹,遗精、遗尿	内踝尖上3寸,胫骨后缘
地机		小便不利,水肿	阴陵泉下3寸,胫骨内侧缘后际
阴陵泉			胫骨内侧髁下缘与胫骨内侧缘之间的凹陷
血海	妇科病,湿疹,丹毒,膝骨内侧痛		髌底内侧端上2寸,股内肌隆起处
大横	脾胃病证		腹部,脐中旁开4寸
大包	气喘,胸胁痛,岔气,四肢无力		腋中线,第6肋间隙

考点 足厥阴肝经腧穴

穴位	主治		定位
大敦	妇科、男科、泌尿病证	癫痫善寐	足大趾末节外侧,趾甲根后0.1寸
行间		肝经风热证,胸胁满痛	第1、2趾间,趾蹼后赤白肉际
太冲	妇科、男科病证,下肢痿痹	肝经风热证,肝胃病证	第1、2跖骨底结合部前方凹陷
蠡沟			内踝尖上5寸,胫骨内侧面中央
曲泉		小便不利,膝髌肿痛	腘横纹内侧,半腱肌肌腱内缘凹陷

续表

穴位	主治	定位
章门	胃肠病证，肝脾病证	侧腹部，第11肋游离端下际
期门	肝胃病证，奔豚，乳痈	胸部，第6肋间隙，正中线旁开4寸

考点　足阳明胃经腧穴

足阳明胃经腧穴（一）

穴位	主治		定位
承泣	面口病证（口歪、齿痛、牙关不利、颊肿）	目疾	眼球与眶下缘间，瞳孔直下
四白		头痛眩晕，胆道蛔虫症	眶下孔处
地仓			口角旁0.4寸
颊车			下颌角前上方一横指
下关		耳聋耳鸣	颧弓下缘中央与下颌切迹之间凹陷处
头维	头目病证		额角发际上0.5寸，头正中线旁开4.5寸
人迎	颈部病证，高血压、气喘		横平喉结，胸锁乳突肌前缘，颈总动脉搏动处

续表

穴位	主治		定位	
梁门	纳少、胃痛、呕吐、腹胀		脐中上4寸,前正中线旁开2寸	
天枢	月经不调,痛经	便秘、泄泻等脾胃肠病证	前正中线旁开2寸	横平脐中
归来		小腹胀痛,疝气		脐中下4寸
梁丘	急性胃痛、乳痈、乳痛、下肢病证		髌底上2寸,股外侧肌与股直肌肌腱间	

足阳明胃经腧穴（二）

穴位	主治			定位	
足三里	胃肠病证,下肢痿痹	神志病,乳痈、肠痈,强壮保健		犊鼻下3寸	犊鼻与解溪连线上
上巨虚		转筋,肩臂痛		犊鼻下6寸	
条口				犊鼻下8寸	
下巨虚		乳痈		犊鼻下9寸	
丰隆		头痛、眩晕、癫狂	咳嗽痰多	外踝尖上8寸,胫骨前肌外缘	
解溪			踝关节病,足下垂	踝前中央凹陷,蹿长伸肌腱与趾长伸肌腱之间	

续表

穴位	主治		定位
内庭	五官热病	胃病,足背肿痛、跖趾关节痛	第2、3趾间,趾蹼缘后方凹陷处
厉兑		多梦、癫狂	第2趾末节外侧,指甲根角侧后0.1寸

考点 足太阳膀胱经腧穴

足太阳膀胱经腧穴(一)

穴位	主治			定位	
精明	目疾	急性腰扭伤	心悸、怔忡	目内眦内上方眶内凹陷	
攒竹			眉棱骨痛,呃逆	眉头凹陷	
天柱		后头痛,癫狂痫,鼻塞		横平 C_2 棘突,斜方肌外侧凹陷	
大杼	咳嗽,发热,项强,肩背痛			T_1 棘突下	后正中旁1.5寸
风门			感冒,头痛等外感病	T_2 棘突下	

足太阳膀胱经腧穴（二） ★

穴位	主治		定位	
肺俞	肺疾	阴虚病证，皮肤病	T_3 棘突下	后正中线旁开1.5寸
心俞		心与神志病证，盗汗遗精	T_5 棘突下	
膈俞	上逆之证，血证，阴虚病证，皮肤病		T_7 棘突下	
肝俞	肝胆病证	目疾，癫狂痫，脊背痛	T_9 棘突下	
胆俞		肺痨，潮热	T_{10} 棘突下	
脾俞	胃肠疾患	多食消瘦，背痛	T_{11} 棘突下	
胃俞			T_{12} 棘突下	
肾俞	腰痛腹泻	头晕耳鸣，男科、妇科病证	L_2 棘突下	
大肠俞			L_4 棘突下	
膀胱俞		小便不利，痔疮	S_2 棘突下	
次髎	男科妇科，小便不利，腰骶痛，下肢痿痹		第2骶后孔	

足太阳膀胱经腧穴（三）

穴位	主治		定位	
承扶	腰腿痛，下肢痿痹，痔疮		臀沟中点	
委阳	腰腿痛，小便不利		腘横纹上，股二头肌腱内侧缘	
委中		急性吐泻，丹毒疔疮	腘横纹中点	
膏肓	肩胛痛，咳喘肺痨，虚劳健忘		T_4 棘突下	后正中线旁3寸
志室	腰脊痛，尿少水肿，男科、妇科病证		L_2 棘突下	
秩边	腰腿痛，便秘痔疮	尿少癃闭	平第4骶后孔，骶正中嵴旁开3寸	
承山		腹痛疝气	腓肠肌两肌腹与肌腱交角	
飞扬		头痛目眩，鼻塞鼻衄	昆仑上7寸，腓肠肌下缘与跟腱移行处	
昆仑	头痛目眩，癫狂痫，腰腿痛	后头痛，项强，滞产	外踝尖与跟腱之间凹陷	
申脉			外踝下缘与跟骨间凹陷	
束骨			第5跖趾关节近端，赤白肉际	
至阴	头痛目痛，胎位不正，滞产，鼻衄		足小趾甲角侧后方0.1寸	

考点 足少阳胆经腧穴

足少阳胆经腧穴（一）

穴位	主治		定位	
瞳子髎	头痛，目疾		目外眦外侧 0.5 寸	
听会	齿痛口㖞	耳聋耳鸣	耳屏间切迹与下颌骨髁状突间	
完骨		癫痫，喉痹颊肿	乳突后下凹陷	
阳白	头痛眩晕	眼睑瞤动，视物模糊	眉上 1 寸	瞳孔直上
头临泣		目疾鼻渊，小儿惊痫	前发际上 0.5 寸	
风池		内风外风，目赤肿痛，鼻衄咽痛	胸锁乳突肌上端与斜方肌上端间的凹陷	
肩井	颈项强痛，难产，乳痈，乳汁不下，瘰疬		第 7 颈椎棘突下与肩峰最外侧点连线中点	
日月	胁痛	黄疸，呕吐，吞酸，呃逆	第 7 肋间隙，前正中线旁开 4 寸	
带脉		月经不调，疝气，腰痛	第 11 肋骨游离端垂线与脐水平线交点	

足少阳胆经腧穴（二）

穴位	主治		定位	
环跳	下肢痿痹	风疹	股骨大转子最凸点与骶管裂孔连线外 1/3 与内 2/3 交点处	
风市		遍身瘙痒	手贴大腿，中指尖所指凹陷	
阳陵泉		黄疸胁痛，吞酸口苦，小儿惊风，脚气	腓骨头前下凹陷	
光明		目疾，乳胀	外踝尖上 5 寸	腓骨前缘
悬钟		痴呆中风，项强胁痛，脚气	外踝尖上 3 寸	
丘墟		目疾，疟疾，足内翻，足下垂	外踝前下方，趾长伸肌腱外侧凹陷	
足临泣	偏头痛，月经不调，乳痈		第 4、5 跖骨底结合部的前方，第 5 趾长伸肌腱外侧凹陷	
侠溪	耳聋耳鸣	惊悸，乳痈，热病	第 4、5 趾间，趾蹼后赤白肉际	
足窍阴		失眠多梦	第 4 趾末节外侧，趾甲根后 0.1 寸	

考点　督脉腧穴

穴位	主治			定位	
长强	腰脊痛		腹泻，痔疮，癫狂	尾骨端与肛门中点	后正中线上
腰阳关		下肢痿痹，妇科、男科病证		L$_4$ 棘突下	
命门			尿频，小腹冷痛，腹泻	L$_2$ 棘突下	
至阳			胸胁咳喘，肝胆病证	T$_7$ 棘突下	
身柱	项脊痛	神志病证	身热外感，疔疮发背	T$_3$ 棘突下	
大椎			骨蒸潮热，风疹痤疮	C$_7$ 棘突下	
哑门		神志病证	舌强不语	C$_2$ 棘突上	
风府			中风，目痛，鼻衄，咽痛	枕外隆凸直下	
百会	头面病证，神志病证		痴呆健忘，中风失语，下陷性病证	前发际正中直上5寸	
上星			热病疟疾	前发际正中直上1寸	
素髎	急危重症		鼻病	鼻尖正中央	
水沟			神志病证，鼻口病证，闪挫腰痛，风水面肿	人中沟上 1/3 与中 1/3 交点处	
印堂	痴呆健忘，头痛眩晕，鼻病，小儿惊风，产后血晕，子痫				两眉内侧中间的凹陷中	

考点　任脉腧穴

穴位	主治		定位	
中极	妇科、男科、泌尿系病证	元气虚损病证，肠腑病证，保健灸常用穴	脐下4寸	前正中线上
关元			脐下3寸	
气海			脐下1.5寸	
神阙	元阳暴脱，肠腑病证，水肿，小便不利；保健灸常用穴		脐中央	
下脘	腹痛，腹胀，呕吐，胃痛	痞块	脐上2寸	
建里		水肿	脐上3寸	
中脘		黄疸，癫狂，脏躁，失眠，哮喘	脐上4寸	
上脘		黄疸，癫痫，不寐	脐上5寸	
膻中	胸中气机不畅（咳喘，闷痛，呃逆），乳少，乳痈，乳癖		第4肋间隙	
天突	肺系病证（咳喘，咽痛，暴喑），瘿气，梅核气		胸骨上窝正中央	
廉泉	咽喉口舌病证（中风失语，吞咽困难，口舌生疮）		舌骨上凹陷	
承浆	口面部病证（口㖞流涎），暴喑，癫痫		颏唇沟正中凹陷处	

针灸学

考点　奇穴

奇穴（一）

穴位	主治		定位	
四神聪	头痛，眩晕，目疾	失眠，健忘，癫痫	百会前后左右各旁开1寸，共4穴	
太阳		面瘫面痛	眉梢与目外眦之间，向后约一横指凹陷	
金津、玉液	口疮	舌强失语，呕吐消渴	舌下系带的静脉上，左称金津，右称玉液	
牵正		牙痛	耳垂前0.5~1寸	
安眠	失眠头痛，心悸，癫狂		翳风穴与风池穴连线中点	
三角灸	疝气，奔豚，不孕症		在下腹部，以两口角间的长度做等边三角形，顶角在脐心，底边呈水平线，两底角处取穴	
定喘	咳喘，落枕，肩背上肢痛		后正中线旁0.5寸	平第7颈椎棘突下
夹脊 上胸部	心肺、上肢病证			T_{1-5}棘突下，一侧17穴
夹脊 下胸部	胃肠病证			
夹脊 腰部	腰腹、下肢病证			
胃脘下俞	消渴，胃痛，胸胁痛		后正中线旁开1.5寸，平T_8棘突下	

奇穴（二）

穴位	主治		定位
腰眼	腰痛，月经带下，虚劳		平 L_4 棘突下，后正中线旁3.5寸
腰痛点	急性腰扭伤	手背	第2、3掌骨及第4、5掌骨之间，腕背远端横纹与掌指关节中点，一手2穴
八邪	手背肿痛，烦热目痛，毒蛇咬伤	手背	第1~5指间，指蹼赤白肉际，左右共8穴
外劳宫	落枕，手臂肿痛，脐风		第2、3掌骨间，掌指关节后0.5寸
四缝	小儿疳积，百日咳	手指	第2~5指掌面指间关节横纹中央，一手4穴
十宣	昏迷癫痫，高热咽痛，手指麻木	手指	十指尖端，距指甲游离缘0.1寸，左右共10穴
内膝眼	膝痛腿痛，脚气		屈膝，髌韧带内侧凹陷处的中央
胆囊	急慢性胆囊炎	下肢痿痹	腓骨小头直下2寸
阑尾	急慢性阑尾炎，消化不良	下肢痿痹	髌韧带外侧凹陷下5寸，胫骨前缘旁一横指
八风	足趾痛，毒蛇咬伤，脚气		足第1~5趾蹼缘后方赤白肉际处，左右共8穴

第六单元 毫针刺法

考点 针刺准备

针刺体位

体位	适用部位
仰卧位	头、面、胸、腹部、腧穴和上、下肢
侧卧位	身体侧面少阳经和上、下肢
俯卧位	头、项、脊背、腰尻部和下肢背侧及上肢
仰靠坐位	前头、颜面和颈前
俯伏坐位	后头和项、背部
侧伏坐位	头部的一侧、面颊及耳前后

考点 进针方法

进针方法	适用的针具	进针方法	适用部位
指切进针法	短针	舒张进针法	皮肤松弛部位
夹持进针法	长针	提捏进针法	皮肉浅薄部位，如印堂穴

考点　针刺角度

分类	概念		应用
直刺	针身与皮肤呈 90°	垂直刺入	人体大部分
斜刺	针身与皮肤呈 45°		肌肉浅薄处或深部有重要脏器
平刺	针身与皮肤呈 15°		皮薄肉少部位

考点　针刺补泻

补泻手法	补法	泻法
捻转补泻	捻转角度小，用力轻，频率慢，操作时间短，结合拇指向前、食指向后者	捻转角度大，用力重，频率快，操作时间长，结合拇指向后、食指向前者
疾徐补泻	徐入疾出，少捻转	疾入徐出，多捻转
提插补泻	先浅后深，重插轻提，提插幅度小，频率慢，操作时间短者	先深后浅，轻插重提，提插幅度大，频率快，操作时间长者
迎随补泻	顺经为补	逆经为泻
呼吸补泻	病人呼气时进针，吸气时出针	吸气时进针，呼气时出针
开阖补泻	出针后迅速揉按针孔	出针时摇大针孔而不立即揉按
平补平泻	进针得气后均匀地提插、捻转后即可出针	

第七单元 灸法

考点 间接灸

间接灸分类	功效	主治
隔姜灸	解表散寒,温中止呕	外感表证,虚寒性呕吐,腹泻,腹痛
隔蒜灸	清热,解毒,杀虫	肿疡,毒虫咬伤,哮喘,脐风,肺痨
隔盐灸	温中散寒,扶阳固脱	虚寒性呕吐,泄泻,腹痛,虚脱,产后血晕
隔附子饼灸	温肾壮阳	命门火衰而致的遗精,阳痿,早泄

第八单元 内科病证的针灸治疗

考点 头痛★

治法	调和气血,通络止痛	
主穴	百会、风池、阿是穴、合谷	
配穴	太阳头痛	天柱、后溪、昆仑
	阳明头痛	阳白、内庭
	少阳头痛	率谷、外关、足临泣
	厥阴头痛	四神聪、太冲、内关
	风寒头痛	风门、列缺
	风热头痛	曲池、大椎
	风湿头痛	头维、阴陵泉
	肝阳头痛	太溪、太冲
	痰浊头痛	中脘、丰隆
	瘀血头痛	血海、膈俞
	血虚头痛	脾俞、足三里

考点 面瘫★

治法	祛风通络，疏调经筋	
主穴	攒竹、阳白、四白、颧髎、颊车、地仓、合谷、太冲	
配穴	风寒外袭	风池、风府
	风热侵袭	外关、关冲
	气血不足	足三里、气海
	眼睑闭合不全	鱼腰、申脉
	鼻唇沟变浅	迎香
	人中沟歪斜	水沟
	颏唇沟歪斜	承浆
	乳突部疼痛	翳风
	舌麻、味觉减退	廉泉、足三里
	听觉过敏	听宫、中渚

考点　腰痛

治法	通经止痛	
主穴	大肠俞、阿是穴、委中	
配穴	督脉	后溪
	足太阳经	申脉
	腰椎病变	腰夹脊
	寒湿腰痛	命门、腰阳关
	瘀血腰痛	膈俞、次髎
	肾虚腰痛	肾俞、太溪

考点　痹证

治法	通络止痛	
主穴	阿是穴、局部经穴	
配穴	行痹	膈俞、血海
	痛痹	肾俞、关元
	着痹	阴陵泉、足三里
	热痹	大椎、曲池

针灸学

考点　中风★

	中风——中经络	中风——中脏腑	
治法	疏通经络，醒脑调神	闭证：平肝息风，醒脑开窍	脱证：回阳固脱
主穴	水沟、内关、三阴交、极泉、尺泽、委中	水沟、十二井、太冲、丰隆、劳宫	关元、神阙
配穴	肝阳暴亢：太冲、太溪	上肢不遂：肩髃、曲池、手三里、合谷	口角㖞斜：地仓、颊车、合谷、太冲
配穴	风痰阻络：丰隆、合谷	下肢不遂：环跳、足三里、风市、阳陵泉、悬钟、太冲	语言謇涩：廉泉、通里、哑门
配穴	痰热腑实：曲池、内庭、丰隆	肢体拘挛 — 肘部：曲泽	吞咽困难：廉泉、金津、玉液
配穴	气虚血瘀：气海、血海、足三里	肢体拘挛 — 腕部：大陵	吞咽困难：廉泉、金津、玉液
配穴	气虚血瘀：气海、血海、足三里	肢体拘挛 — 膝部：曲泉	吞咽困难：廉泉、金津、玉液
配穴	气虚血瘀：气海、血海、足三里	肢体拘挛 — 踝部：太溪	吞咽困难：廉泉、金津、玉液
配穴	阴虚风动：太溪、风池	肢体拘挛 — 足内翻：丘墟透照海	吞咽困难：廉泉、金津、玉液
配穴	阴虚风动：太溪、风池	肢体拘挛 — 足外翻：太溪、中封	吞咽困难：廉泉、金津、玉液
配穴	阴虚风动：太溪、风池	肢体拘挛 — 足下垂：解溪	吞咽困难：廉泉、金津、玉液

考点 痫病

分期	发作期	间歇期
治法	醒脑开窍	化痰息风，理气通络
主穴	水沟、百会、后溪、内关、涌泉	印堂、鸠尾、间使、太冲、丰隆、腰奇
配穴		痰火扰神：神门、行间、内庭
		心脾两虚：心俞、脾俞、足三里
		瘀阻脑络：膈俞、内关、血海
		风痰闭阻：合谷、风池、阴陵泉
		肝肾阴虚：肝俞、肾俞、三阴交

考点 不寐

治法	舒脑宁心，安神利眠	
主穴	百会、安眠、神门、三阴交、照海、申脉	
配穴	心脾两虚	心俞、脾俞
	心肾不交	太溪、肾俞
	心胆气虚	心俞、胆俞
	肝火扰神	行间、侠溪
	脾胃不和	足三里、内关
	噩梦多	厉兑、隐白
	头晕	风池、悬钟
	重症不寐	夹脊、四神聪

考点　郁证

治法	调神解郁，疏利气机	
主穴	百会、印堂、内关、水沟、神门、太冲	
配穴	肝气郁结	膻中、期门
	气郁化火	行间、侠溪
	痰气郁结	丰隆、阴陵泉、天突
	心神惑乱	通里、心俞、三阴交
	心脾两虚	心俞、脾俞、足三里、三阴交
	肝肾阴虚	肝俞、肾俞、太溪、三阴交
	咽部异物哽塞感明显	天突、照海

考点　心悸

治法	宁心安神，定悸止惊	
主穴	内关、神门、心俞、郄门、巨阙	
配穴	心虚胆怯	胆俞
	心脾两虚	脾俞、足三里
	阴虚火旺	太溪、肾俞
	水气凌心	气海、阴陵泉
	心脉瘀阻	膻中、膈俞

考点　感冒

治法	祛风解表	
主穴	列缺、合谷、风池、大椎、太阳	
配穴	风寒感冒	风门、肺俞
	风热感冒	曲池、尺泽
	夹湿	阴陵泉
	夹暑	委中
	体虚感冒	足三里
	咽喉疼痛	少商、商阳

考点　咳嗽

	外感咳嗽	内伤咳嗽
治法	疏风解表，宣肺止咳	肃肺理气，止咳化痰
主穴	肺俞、列缺、合谷	肺俞、太渊、三阴交

续表

	外感咳嗽	内伤咳嗽
配穴	风寒袭肺：风门、太渊	痰湿阻肺：丰隆、阴陵泉
	风热犯肺：大椎、曲池	肝火灼肺：行间、鱼际
	咽喉痛：少商	肺阴亏虚：膏肓
		气短乏力：气海、足三里
		咯血：孔最
		胁痛：阳陵泉
		咽喉干痒：太溪
		盗汗：阴郄

考点 哮喘

	实证	虚证
治法	驱邪肃肺，化痰平喘	补益肺肾，止哮平喘
主穴	列缺、尺泽、肺俞、中府、定喘	肺俞、肾俞、膏肓、太渊、太溪、定喘、足三里
配穴	风寒外袭：风门、合谷	肺气虚：气海
	痰热阻肺：丰隆、曲池	肾气虚：关元
	喘甚：天突	

考点 胃痛、呕吐

	胃痛	呕吐
治法	和胃止痛	和胃理气,降逆止呕
主穴	中脘、内关、足三里	中脘、内关、足三里(内关、中脘用泻法)
配穴	寒邪客胃:胃俞	寒邪客胃:上脘、胃俞
	饮食伤胃:梁门、下脘	饮食停滞:梁门、天枢
	肝气犯胃:期门、太冲	肝气犯胃:期门、太冲
	瘀血停胃:膈俞、三阴交	痰饮内停:丰隆、公孙
	脾胃虚寒:脾俞、胃俞、关元	脾胃虚寒:脾俞、胃俞
	胃阴不足:胃俞、三阴交、内庭	热邪内蕴:合谷、金津、玉液

考点　泄泻

	急性泄泻	慢性泄泻
治法	除湿导滞，通调腑气	健脾温肾，固本止泻
主穴	天枢、上巨虚、阴陵泉、水分	神阙（灸）、天枢、足三里、公孙
配穴	寒湿内盛：神阙	脾气虚弱：脾俞、太白
	肠腑湿热：内庭、曲池	肾阳虚衰：肾俞、关元
	食滞肠胃：中脘	肝气乘脾：肝俞、太冲
	泻下脓血：曲池、三阴交、内庭	久泻虚陷：百会

考点　便秘

治法	理肠通便	
主穴	天枢、大肠俞、上巨虚、支沟	
配穴	热秘	曲池、内庭
	冷秘	神阙、关元
	气秘	太冲、中脘
	虚秘	足三里、脾俞、气海
	阴伤津亏	照海、太溪

考点　消渴

治法	养阴生津，清热润燥	
主穴	胃脘下俞、肺俞、脾俞、肾俞、太溪、三阴交	
配穴	肺燥津伤	太渊、少府
	胃热津伤	内庭、地机
	肾阴亏虚	复溜、太冲
	阴阳两虚	关元、命门
	上肢疼痛或麻木	肩髃、曲池、合谷
	下肢疼痛或麻木	风市、阳陵泉、解溪
	皮肤瘙痒	风池、曲池、血海

第九单元 妇儿科病证、骨伤科病证的针灸治疗

考点 月经不调

	月经先期	月经后期	月经先后不定期
治法	调理冲任,清热调经	温经散寒,行血调经	调补肝肾,理血调经
主穴	关元、三阴交、血海	气海、三阴交、归来	关元、三阴交、肝俞
配穴	实热:行间;虚热:太溪	寒凝:关元、命门	肝郁:期门、太冲
	气虚:足三里、脾俞	血虚:足三里、血海	肾虚:肾俞、太溪
	月经过多:隐白		

考点 痛经

	实证	虚证
治法	行气活血,调经止痛	调补气血,滋养冲任
取经	任脉、足太阴经	
		足阳明经
主穴	中极、次髎、地机、三阴交	关元、足三里、三阴交

续表

	实证	虚证
配穴	气滞血瘀：太冲、血海 寒凝血瘀：关元、归来	气血虚弱：气海、脾俞 肾气亏虚：太溪、肾俞

考点　崩漏

	实证	虚证
主穴	关元、三阴交、隐白	气海、三阴交、肾俞、足三里
配穴	血热：中极、血海 血瘀：血海、膈俞 湿热：中极、阴陵泉 气郁：膻中、太冲	脾虚：百会、脾俞 肾虚：肾俞、太溪

考点　缺乳

治法	调理气血，疏通乳络	
主穴	乳根、膻中、少泽	
配穴	气血虚弱	足三里、脾俞、胃俞
	肝郁气滞	太冲、内关

考点 遗尿

治法	调理膀胱,温肾健脾	
主穴	关元、中极、膀胱俞、三阴交	
配穴	肾气不足	肾俞、命门、太溪
	脾肺气虚	肺俞、气海、足三里
	肝经郁热	行间、阳陵泉
	夜梦多	百会、神门

考点 落枕

治法	舒经活络,调和气血	
主穴	外劳宫、天柱、阿是穴、后溪、悬钟	
配穴	病在督脉、太阳经	大椎、束骨
	病在少阳经	肩井、外关
	风寒袭络	风池、合谷
	气滞血瘀	内关、合谷
	肩痛	肩髃
	背痛	天宗

第十篇

诊断学基础

第一单元 症状学

考点 发热

热型与临床意义 ★

热型	概念		临床意义
稽留热	39℃~40℃,24 小时波动不超过 1℃,达数天或数周		肺炎链球菌性肺炎,伤寒和斑疹伤寒高热期
弛张热	39℃以上,24 小时波动超过 2℃		败血症,重症肺结核,化脓性炎症
波状热	逐渐升至 39℃以上	高热期与无热期各持续数天	布氏杆菌病
回归热	急骤升至 39℃以上		回归热、霍奇金病
间歇热	骤升至高峰,高热期持续数小时,间歇期持续数天		疟疾,急性肾盂肾炎
不规则热	发热的体温曲线无一定规律		结核病,肺炎,心内膜炎,胸膜炎

考点　胸痛

胸痛的问诊要点及临床意义

	临床表现	临床意义
部位	一侧肋间神经分布区域疼痛	带状疱疹
	第1、2肋软骨疼痛	非化脓性肋软骨炎
	胸骨后、心前区疼痛，牵涉左肩背、左臂内侧	心绞痛，急性心梗
	胸骨后疼痛	食管，膈和纵隔肿瘤
	患侧的腋前线及腋中线疼痛	自发性气胸，急性胸膜炎
性质	剧烈疼痛，伴恐惧、濒死感	心肌梗死
	尖锐刺痛或撕裂痛，呼吸时加重，屏气时消失	干性胸膜炎
	胸部闷痛	原发性肺癌，纵隔肿瘤
	突发剧烈刺痛或绞痛，伴呼吸困难与发绀	肺梗死
诱因、缓解因素	胸痛在体力活动后减轻	心脏神经症
	因深呼吸与咳嗽而加剧	胸膜炎，自发性气胸
伴随症状	咳嗽、咳痰	急慢性支气管炎，肺炎
	咯血	肺结核，肺炎，肺脓肿

考点 腹痛

腹痛的问诊要点及临床意义

	临床表现	临床意义
部位	中上腹痛	胃、十二指肠疾病,急性胰腺炎
	右上腹痛	肝、胆疾患
	脐周或上腹痛,数小时后转至右下腹	急性阑尾炎早期
性质与程度	慢性、周期性、节律性中上腹隐痛	消化性溃疡
	胀痛,于呕吐后减轻	幽门梗阻
	剧烈绞痛	胆石症,尿路结石,肠梗阻
诱发/缓解因素	①胆囊炎发作前有进油腻食物史。②急性胰腺炎发作前有暴饮暴食、酗酒史。③十二指肠溃疡腹痛发生在空腹,进食或服碱性药发作后缓解。④胃溃疡疼痛在进食后发作	
伴随症状	寒战、高热	急性化脓性胆管炎,肝脓肿
	血尿	尿路结石
	血便	急性菌痢,肠套叠
	腹胀、呕吐隔日食物	幽门梗阻
	腹胀、呕吐、停止排便排气	肠梗阻

考点　咳嗽与咳痰

咳嗽与咳痰的问诊要点及临床意义

	临床表现	临床意义
性质	干性咳嗽	急性咽喉炎，急性支气管炎
时间与节律	突发咳嗽	急性咽喉炎，气管异物
	阵发性咳嗽	支气管肺癌，百日咳
	长期慢性咳嗽、晨咳	慢支，支扩，肺脓肿
	夜咳	左心衰，肺结核
音色	声音嘶哑	声带炎，喉炎，喉癌
	金属调	纵隔肿瘤，支气管癌
	犬吠样	喉头水肿或气管受压
	鸡鸣样	百日咳
痰的性质与量	分层现象	支扩，肺脓肿
	黄绿色	铜绿假单胞菌
伴随症状	伴高热、胸痛	肺炎，肺脓肿，脓胸，胸膜炎
	伴呼吸困难	喉头水肿，喉肿瘤，慢性阻塞性肺疾病

考点 咯血

咯血的问诊要点及临床意义

	临床表现	临床意义
量及性状	大量咯血（每日超过500mL）	空洞型肺结核，支扩，肺脓肿
	中等量咯血（每日100~500mL）	二尖瓣狭窄
伴随症状	发热	肺结核，肺炎链球菌性肺炎
	脓痰	支扩，肺脓肿

考点 呼吸困难

呼吸困难的临床表现

呼吸困难的分类		临床表现	临床意义
肺源性	吸气性	吸气费力，三凹征，伴干咳与高调吸气性喉鸣	喉水肿，支气管肿瘤
	呼气性	呼气费力，呼气时间延长而缓慢，干啰音	支气管哮喘，慢阻肺
	混合性	吸、呼气都困难，呼吸浅快，病理性呼吸音	重症肺炎，大块肺梗死
心源性	劳累性呼困	体力活动加重	
	端坐呼吸	平卧时加重	
	夜间阵发性	坐起咳喘，面色青紫，呼吸哮鸣音，粉红色痰	左心衰竭

续表

呼吸困难的分类		临床表现	临床意义
中毒性	代谢性酸中毒	库斯莫尔呼吸	尿毒症、糖尿病酸中毒
	药物中毒	潮式呼吸	吗啡、有机磷农药中毒等
中枢性		呼吸深慢	脑出血,颅压增高
精神或心理性		发作浅表、频数,换气过度	癔症、抑郁症

考点 呕血与黑便

呕血与黑便的问诊要点及临床意义

问诊要点	临床表现	临床意义
出血量	>5mL	大便隐血试验(+)
	>60mL	黑便
	300mL	呕血
	>400mL	头昏眼花,口干乏力
	>800~1000mL	周围循环衰竭

续表

问诊要点	临床表现	临床意义
伴随症状	伴慢性上腹痛、反酸	消化性溃疡
	伴肝掌、腹水	肝硬化
	伴皮肤黏膜出血	血液病,急性传染病
	伴右上腹痛、黄疸、寒战高热	急性梗阻性化脓性胆管炎

考点 黄疸★

分类	病因	临床表现	实验室检查			
			血清胆红素	尿胆原	尿胆红素	其他
溶血性	各种溶血性贫血	急性:寒战高热头痛;慢性:贫血黄疸脾大	总胆红素↑	↑	(-)	粪胆素↑
肝细胞性	肝炎,肝硬化,肝癌,钩端螺旋体病	黄疸呈浅黄至深黄色,乏力倦怠,食欲缺乏,出血倾向,肝脾大	结合/非结合↑	↑	(+)	转氨酶↑
阻塞性	肝外梗阻性黄疸,肝内胆汁淤积	黄疸深而色暗,皮肤瘙痒,心率减慢	结合↑	↓	(+)	大便灰白色

考点　意识障碍

分类		临床表现/意义
病因		感染，脑循环障碍，颅脑占位或外伤，癫痫，内分泌与代谢障碍，心血管疾病，中毒
临床表现	嗜睡	持续睡眠，轻刺激唤醒，反应迟钝，刺激停止后徐徐入睡
	昏睡	处于熟睡状态，不易唤醒，强刺激唤醒很快入睡
	昏迷	意识丧失，任何刺激都不能唤醒
	意识模糊	有简单精神活动，定向力障碍
	谵妄	意识模糊伴错觉
伴随症状	伴发热	先发热后意识障碍：脑膜炎、败血症；先意识障碍后发热：脑出血、蛛网膜下腔出血
	伴呼吸缓慢	药物中毒，颅内高压
	伴高血压	脑出血，高血压脑病
	伴脑膜刺激征	脑膜炎，蛛网膜下腔出血
	伴瞳孔异常	散大：酒精中毒，癫痫；缩小：有机磷中毒，海洛因中毒

第二单元 检体诊断

考点 基本检查法

常见叩诊音★

叩诊音	生理意义	病理意义
清音	正常肺部	
鼓音	胃泡区,腹部	肺空洞,气胸,气腹
过清音		肺气肿
浊音	被肺覆盖的肝脏、心脏	肺组织含气减少
实音	心、肝	大量胸腔积液,肺实变

考点 全身状态检查及临床意义

面容检查

常见面容	临床表现	临床意义
黏液性水肿面容	面色苍白,颜面浮肿,睑厚面宽,毛发稀疏	甲减
二尖瓣面容	双颊暗红,口唇发绀	二尖瓣狭窄、风心病

续表

常见面容	临床表现	临床意义
伤寒面容	无欲状态，表情淡漠，反应迟钝	伤寒，脑炎
苦笑面容	苦笑状，牙关紧闭，面肌痉挛	破伤风
满月面容	面圆如满月，发红，伴胡须、痤疮	肾上腺皮质功能亢进，长期用肾上腺皮质激素者
肢端肥大症面容	头大，耳鼻大，面长，唇舌厚，下颌增大前凸，眉弓及两颧隆起	肢端肥大症
面具面容	面部呆板，无表情	震颤麻痹，脑炎

体位及步态检查

分类		临床意义
体位检查	被动体位	极度衰弱，意识丧失
	强迫体位 — 强迫仰卧位	急性腹膜炎
	强迫体位 — 强迫侧卧位	一侧胸膜炎，胸腔积液
	强迫体位 — 强迫坐位	心肺功能不全
	强迫体位 — 辗转体位	胆绞痛，肾绞痛，肠绞痛
	强迫体位 — 角弓反张	破伤风，小儿脑膜炎

续表

	分类	临床意义
步态检查	蹒跚步态	佝偻病，大骨节病
	醉酒步态	小脑疾病
	共济失调步态	小脑或脊髓后索疾病
	慌张步态	震颤麻痹
	剪刀步态	脑瘫或截瘫
	痉挛性偏瘫步态	脑血管疾病后遗症
	间歇性跛行	下肢动脉硬化

考点　淋巴结检查★

临床表现	临床意义
局部淋巴结肿大	①非特异性淋巴结炎：口腔内炎症→颌下淋巴结肿大。②淋巴结结核。③恶性肿瘤淋巴结转移：腹腔脏器癌肿转移→左锁骨上淋巴结肿大
全身浅表淋巴结肿大	①淋巴细胞性白血病。②淋巴瘤。③传染性单核细胞增多症。④系统性红斑狼疮

考点　颈部检查

临床表现		临床意义
颈静脉怒张		右心功能不全，缩窄性心包炎，心包积液
颈动脉搏动明显		主动脉瓣关闭不全，甲亢，高血压，严重贫血
甲状腺肿大	①Ⅰ度：能触及，不能看出。②Ⅱ度：能看到，胸锁乳突肌以内。③Ⅲ度：超过胸锁乳突肌外缘	单纯性甲状腺肿，甲亢，甲状腺肿瘤
气管	向健侧移位	大量胸腔积液，气胸，纵隔肿瘤
	向患侧移位	肺不张，胸膜粘连

考点　肺和胸膜检查★

肺与胸膜的视诊、触诊、叩诊、听诊

	临床表现	临床意义
视诊	库斯莫尔呼吸：呼吸深大	酸中毒
	潮式呼吸：浅慢→深快，深快→浅慢，停止片刻	脑炎，颅压增高
	间停呼吸：深度相同的呼吸，间隔一段时间	临终极危征象

续表

	临床表现		临床意义
触诊	语颤加强		肺实变,压迫性肺不张,浅大肺空洞
	语颤减弱或消失		气液过多,气管阻塞,胸膜粘连
	腋中线 5~7 肋间隙,胸膜摩擦感		胸膜炎,胸膜肿瘤
叩诊	浊音与实音		肺组织含气量减少,胸腔积液
	鼓音		胸腔积气,肺大疱,空洞性肺结核
	过清音		肺气肿,支气管哮喘
听诊	正常	支气管呼吸音:正常人在喉、胸骨上窝、背部 $C_6 \sim T_2$ 闻及	
		支气管肺泡呼吸音:正常人在胸骨角、肩胛间 $T_{3/4}$、右肺尖闻及	
	病理	肺泡呼吸音增强	进入肺泡的空气↑(运动、发热、甲亢)
		肺泡呼吸音减弱	进入肺泡的空气↓(肋骨软化、支气管炎)

啰音、胸膜摩擦音检查

		听诊特点	临床意义
啰音检查	干啰音	呼气明显,多变,调高	支气管病变
	湿啰音	吸气明显,固定,咳嗽减轻	肺与支气管病变
胸膜摩擦音检查		吸气末、呼气初明显	胸膜炎症,胸膜肿瘤,胸膜脱水

呼吸系统常见疾病的体征 ★

检查项目		肺实变	肺气肿	胸腔积液	阻塞性肺不张	气胸
视诊	胸廓	对称	桶状胸	患侧饱满	下陷	患侧饱满
	呼吸动度	患侧减弱或消失	两侧减弱	患侧减弱或消失		
触诊	气管	居中	偏向健侧	偏向患侧	偏向健侧	
	语颤加强	√				
	语颤减弱		√	√	√	√
叩诊	浊音			√	√	
	实音	√		√	√	
	鼓音					√
	过清音		√			
听诊	肺泡呼吸音	患侧消失	两侧减弱	患侧减弱或消失	患侧消失	患侧减弱或消失
	病理性支气管呼吸音	√		√		

考点 心脏、血管检查

心脏视诊、触诊、叩诊

		临床表现	临床意义
视诊	心尖搏动	左移	右室增大
		健侧移位	一侧胸腔积液，气胸
		患侧移位	一侧肺不张，胸膜粘连
		强度增加	左室肥大，甲亢，发热，严重贫血
		强度减弱	心肌病变，胸腔积液，积气，肺气肿
		负性心尖搏动	心包粘连
触诊		心脏震颤	先心病，瓣膜狭窄
		心包摩擦感	干性心包炎
叩诊		浊音界变小	肺气肿，胸壁厚
		浊音界外移	胸腔积液，积气
		靴形	主动脉瓣关闭不全，高血压性心脏病
		梨形	二尖瓣狭窄
		烧瓶形	心包积液

心律、心音听诊 ★

		临床表现	临床意义
心律听诊		房颤：心律绝对不规则、S_1强弱不等、脉搏短绌	二尖瓣狭窄、甲亢
心音听诊	心音增强	$S_1 \uparrow$	发热，甲亢，二尖瓣狭窄
		$A_2 \uparrow$	高血压，动脉粥样硬化
		$P_2 \uparrow$	肺动脉高压，二尖瓣狭窄，室间隔缺损
	心音减弱	$S_1 \downarrow$	心肌炎，心肌病，心肌梗死，二尖瓣关闭不全
		$A_2 \downarrow$	低血压，主动脉瓣狭窄和关闭不全
		$P_2 \downarrow$	肺动脉瓣狭窄或关闭不全
	奔马律	舒张早期奔马律	心肌功能严重障碍
	开瓣音	二尖瓣开放拍击音	二尖瓣狭窄而瓣膜弹性尚好

收缩期杂音听诊 ★

特征＼听诊区	二尖瓣区	主动脉瓣区	肺动脉瓣区	胸骨左缘3/4肋间
时期	全收缩期，遮盖 S_1	不遮盖 S_1		
性质	递减型吹风样，粗糙响亮	喷射性/吹风样，粗糙响亮，递增－递减	喷射性，粗糙响亮	粗糙响亮
强度	3/6 以上		3/6 以上	3/6 以上
传导	左腋下/左肩胛下	颈部	四肢背部	心前区
体位	左侧卧位明显			
临床意义	二尖瓣关闭不全、二尖瓣脱垂	主动脉瓣狭窄	先天肺动脉瓣狭窄	室间隔缺损

舒张期杂音听诊 ★

听诊区 特征	二尖瓣区	主动脉瓣区	肺动脉瓣区
时期	舒张中晚期		
性质	隆隆样,低调局限,递增型	叹气样,递减型	叹气样,柔和,递减型
传导		胸骨下端左侧或心尖部	
体位	左侧卧位明显	坐位呼气末	卧位吸气末
临床意义	二尖瓣狭窄	风湿性主动脉瓣关闭不全	二尖瓣狭窄

循环系统常见疾病的体征 ★

心脏检查	病名	二尖瓣狭窄	二尖瓣关闭不全	主动脉瓣狭窄	主动脉瓣关闭不全	右心衰	心包积液
视诊	心尖搏动	左移	左下	左下	左下		减弱
触诊	震颤	舒张期	收缩期	收缩期	抬举搏动	肝大	肝大
周围血管征				迟脉	水冲脉		奇脉

续表

心脏检查			病名	二尖瓣狭窄	二尖瓣关闭不全	主动脉瓣狭窄	主动脉瓣关闭不全	右心衰	心包积液
叩诊	浊音界			梨形	左下扩大	左下扩大	靴形	扩大	烧瓶状
听诊	心音			S_1亢进	S_1减弱	S_1减弱			心音遥远，心率加快
	杂音	部位		心尖部	心尖部	主动脉瓣区	主动脉瓣第二听诊区	剑突下	
		时期		舒张中晚期	全收缩期	收缩期	舒张期	舒张早期	
		性质		隆隆样杂音	吹风样粗糙	喷射性粗糙	叹气样	奔马律	
		强度		局限递增	3/6以上	递增-递减	递减型		
		传导			左腋下、左肩胛下角	颈部			
		体位		左侧卧位			前倾坐位		

考点 腹部检查

腹部常见疾病的体征

检查 \ 病名	肝硬化门脉高压	急性腹膜炎	肠梗阻
视诊	肝病面容	急性病容	
	蜘蛛痣，肝掌	强迫仰卧位，腹式呼吸消失	腹部呼吸减弱，肠型及蠕动波
触诊	质硬，脾大，腹水	腹膜刺激征（腹壁紧张+压痛+反跳痛）	腹壁紧张、压痛
叩诊	肝浊音区缩小，移动性浊音（+）		鼓音明显
听诊	肠鸣音正常	肠鸣音减弱	①机械性肠梗阻：肠鸣音亢进呈金属调。②麻痹性肠梗阻：肠鸣音减弱

考点　脊柱与四肢检查

		临床表现	临床意义
四肢检查	匙状甲		缺铁性贫血
	杵状指		支扩，先心病

考点　神经系统检查及临床意义

生理及病理反射检查★

检查项目	临床表现	临床意义
浅反射	角膜反射减弱或消失	三叉神经、面神经病变
	腹壁反射消失	昏迷，急性腹膜炎，锥体束病损
	提睾反射消失	第1~2腰椎病损，锥体束损害，局部病变
深反射	深反射减弱	末梢神经、神经根炎，脊髓灰质炎，脑或脊髓休克状态
病理反射	脑膜刺激征阳性	脑膜炎，颅内压增高，蛛网膜下腔出血
	拉塞格征阳性	坐骨神经痛，腰骶神经根炎，腰椎间盘突出

第三单元 实验室诊断

考点 血液的一般检查 ★

检查项目		正常值		临床意义	
		男性	女性	数值增加	数值减少
血红蛋白(g/L)		130~175	115~150	血液浓缩，缺氧，真性红细胞增多症	造血原料不足，造血功能障碍，红细胞破坏或丢失过多
红细胞(10^{12}/L)		4.3~5.8	3.8~5.1		
白细胞	中性	$(3.5~9.5) \times 10^9$/L		急性感染，内出血，中毒性痢疾	病毒感染，药物，理化因素
	嗜酸			变态反应，寄生虫，血液病	伤寒，副伤寒
	淋巴			病毒或杆菌感染，血液病	放射线，应用皮质激素
血小板		$(125~350) \times 10^9$/L		真性红细胞增多症，出血性血小板增多症，白血病	生成障碍，破坏亢进
网织红细胞		$(24~84) \times 10^9$/L		反应骨髓造血功能	

续表

检查项目	正常值		临床意义	
	男性	女性	数值增加	数值减少
红细胞沉降率（mm/h）	0~15	0~20	炎症，组织损伤及坏死，恶性肿瘤，贫血和高胆固醇血症	
C反应球蛋白	<10mg/L		急性化脓性炎症，菌血症，组织坏死，恶性肿瘤等的早期	

考点 肝脏病实验室检查

检查项目	检查结果	临床意义
血清总胆红素（STB）结合胆红素（CB）非结合胆红素（UCB）	STB > 17.1 μmol/L	可诊断为黄疸
	STB 34.2~171 μmol/L	轻度黄疸
	STB > 342 μmol/L	重度黄疸
	UCB 增高为主	溶血性黄疸
	三者均增高	肝细胞性黄疸
	CB 增高为主	阻塞性黄疸

续表

检查项目	检查结果	临床意义
尿胆红素	阳性	肝细胞性黄疸
	强阳性	阻塞性黄疸
	阴性	溶血性黄疸
尿胆原	增高	肝细胞性黄疸
	降低	阻塞性黄疸
	明显增高	溶血性黄疸
ALT/AST	增高	急性病毒性肝炎，肝硬化
碱性磷酸酶	增高	胆道阻塞，肝脏疾病，骨骼疾病；用于黄疸的鉴别
γ-谷氨酰转移酶	增高	胆道阻塞性疾病，肝脏疾病
乳酸脱氢酶	增高	急性心肌梗死，急慢性活动性肝炎
抗-HBs	阳性	注射过乙肝疫苗或曾感染过 HBV，目前 HBV 已被清除
抗-HBc	阳性	肝细胞受乙肝病毒侵害，HBV 在体内持续复制
抗-HBe	阳性	HBV 大部分被清除或抑制

考点 肾功能检查

检查项目	检查结果	临床意义
内生肌酐清除率	正常	80~120mL/min
	降低	早期肾损害,判断肾小球损害的敏感指标
血清肌酐	增高	肾小球滤过功能减退,器质性肾损害
尿素氮	增高	肾血流不足,蛋白分解过多,急/慢性肾衰,慢性肾炎,肾结核
β_2-微球蛋白	增高	肾小球滤过功能下降
尿浓缩稀释试验		原发性肾小球疾病,肾小管疾病,高血压病肾功能失代偿期

考点 酶学检查

检查项目	临床意义(↑)	特征
血清淀粉酶	急性胰腺炎	2~3h↑,12~24h达高峰,2~5日后恢复正常,超过5000U/L即有诊断价值
尿淀粉酶		12~24h↑,3~10日后正常
肌酸激酶(CK)	急性心梗(AMI)	3~8h↑,10~36h高峰,3~4天后正常
肌钙蛋白T	急性心梗的确定性标志物,判断微小心肌损伤	
脑钠肽(BNP)	NT-Pro-BNP>2000pg/mL,可确定心衰	

考点　常用生化检查

检查项目	正常值 mmol/L	临床意义	
		升高	降低
血钾	3.5~5.5	急慢性肾功能不全,肾上腺皮质功能不全	①低钾饮食。②呕吐,腹泻
血钠	135~145	①输注大量高渗盐水。②原发性醛固酮增多症	①幽门梗阻。②利尿激素过多。③经尿、皮肤失钠过多
血钙	2.20~2.58	①吸收增加。②溶骨增强	①摄入不足。②成骨增加
空腹血糖	3.9~6.1	①诊断糖尿病。②肢端肥大症,皮质醇增多症,甲亢	①肾上腺皮质激素、生长激素缺乏。②肝糖原储存缺乏
血清总胆固醇	<5.18	①动脉粥样硬化,冠心病。②肾病综合征,糖尿病,甲减	①甲亢。②重症肝病	恶性贫血
血清甘油三酯	<1.7			肾上腺皮质功能减退

考点 尿液检查

一般性状检查

检查项目	临床表现	临床意义
尿量	尿量 1000~2000mL/24h	正常
	尿量 >2500mL/24h	多尿
	尿量 <400mL/24h	少尿
	尿量 <100mL/24h	无尿
颜色	血尿	泌尿系结石、炎症、结核,凝血障碍
	血红蛋白尿	溶血性贫血,蚕豆病
	胆红素尿	阻塞性/肝细胞性黄疸
	乳糜尿	丝虫病
	脓尿和菌尿	肾盂肾炎,膀胱炎
气味	烂苹果味	糖尿病酮症酸中毒
	氨味	膀胱炎,慢性尿潴留
尿比重	尿比重增高	急性肾小球肾炎,糖尿病,失水
	尿比重降低	尿崩症,慢性肾炎,急性肾衰

化学检查、显微镜检查

检查项目			临床意义
化学检查	蛋白尿（尿蛋白定性实验阳性/定量试验>150mg/24h）		①肾小球性：肾小球疾病。②肾小管性：肾盂肾炎，间质性肾炎，中毒性肾病，肾移植。③混合性：慢性肾炎，糖肾，狼疮肾。④组织性：肾脏肾炎
	尿糖		①糖尿病，甲亢，库欣综合征。②精神刺激，颅脑外伤。③慢性肾炎
	尿酮体		糖尿病酮症酸中毒，妊娠呕吐，重症不能进食
显微镜检查	红细胞		镜下血尿>3/HP：急/慢性肾小球肾炎，急性膀胱炎，肾结石
	白、脓细胞		镜下脓尿>0~5/HP：肾盂肾炎，膀胱炎，尿道炎，肾结核
	管型	透明管型	肾实质病（肾病综合征）
		细胞管型	红细胞管型——急性肾炎、慢性肾炎急性发作、狼疮性肾炎
			白细胞管型——肾盂肾炎、间质性肾炎
		颗粒管型	急、慢性肾炎及肾小球损害
		蜡样管型	慢性肾炎晚期
		脂肪管型	肾病综合征
	菌落		尿路感染（$>10^5$/mL）

考点 粪便检查

检查项目	临床表现	临床意义
一般性状检查	米泔水样	霍乱
	冻状便	过敏性结肠炎
	鲜血便	肠道下段出血
	柏油样	上消化道出血
	灰白色	阻塞性黄疸
	细条状	直肠癌
	绿稀便	消化不良
	黏液脓样	痢疾，溃疡性结肠炎，直肠癌
	稀果酱样	阿米巴痢疾
显微镜检查	白细胞增多	肠道炎症
	红细胞增多	肠道下段炎症或出血
	巨噬细胞增多	菌痢，直肠炎
化学检查	隐血试验阳性（出血量 >5mL）	消化性溃疡活动期
	粪胆原及粪胆素	增多——溶血性疾病；减少——阻塞性黄疸

考点　浆膜腔穿刺液检查

漏出液与渗出液的鉴别

类别	漏出液	渗出液
原因	非炎症所致	炎症，肿瘤，物理化学刺激
外观	淡黄，浆液性	不定，黄色、脓性、血性、乳糜性等
透明度	透明或混浊	混浊
凝固	不自凝	自凝
比重	<1.015	>1.018
黏蛋白定性	(-)	(+)
蛋白质定量	<25g/L	>30g/L
葡萄糖定量	≈血糖	<血糖
细胞计数	$<100\times10^6/L$	$>500\times10^6/L$
细胞分类	淋巴细胞为主，无病菌	中性粒细胞和淋巴细胞为主，有病菌
细菌学检查	(-)	可找到病原菌
乳酸脱氢酶	<200U/L	>200U/L

第四单元　心电图诊断

考点　常见异常心电图

常见病证		心电图表现
心房肥大	左房肥大	P波增宽，呈双峰型，多见于二尖瓣狭窄，故称"二尖瓣型P波"
	右房肥大	P波高尖，Ⅱ、Ⅲ、aVF明显，又称"肺型P波"
心室肥大	左室肥大	①QRS波群电压增高、时间延长。②T波低平、双向。③电轴左偏
	右室肥大	①QRS波群形态改变。②电轴右偏
心肌梗死		T波倒置，ST段抬高，坏死型Q波

续表

常见病证		心电图表现
心律失常	房性期前收缩	提早出现的房性 P',P'R 间期≥0.12s,房性 P'波后有正常的 QRS 波群,代偿间歇不完全
	室性期前收缩	提前出现宽大畸形的 QRS 波,其前无相关的 P 波或 P'波,T 波方向与 QRS 主波方向相反,完全性代偿间歇
	阵发性室上性心动过速	相当于一系列连续出现的房性/交界性期前收缩,QRS 波群形态正常,ST-T 无变化/呈继发性 ST 段下移和 T 波倒置
	心房颤动	P 波消失,代以 f 波,RR 间距绝对不匀齐
	房室传导阻滞	一度:P-R 间期延长,窦性 P 波后均有 QRS 波群
		二度Ⅰ型:P 波规律出现,P-R 间期进行性延长,直至 P 波后无 QRS 波群
		二度Ⅱ型:P-R 间期恒定,部分 P 波后无 QRS 波群(心室漏搏)
		三度:P 波与 QRS 波完全无关,心房率>心室率,QRS 波群形态正常
血钾异常	高血钾	T 波呈"帐篷样",QRS 波群增宽,P 波形态逐渐消失,ST 段下降≥0.05mv
	低血钾	ST 段压低,T 波低平/倒置,U 波增高>0.1mV,T、U 波融合时,QU 间期明显延长

第十一篇

内科学

第一单元　呼吸系统疾病

考点　慢性阻塞性肺疾病 ★

病因	吸烟（最主要病因）		
临床分级	Ⅰ级	$FEV_1/FVC < 70\%$，$FEV_1 \geq 80\%$	
	Ⅱ级	$FEV_1/FVC < 70\%$，$80\% > FEV_1 \geq 50\%$	
	Ⅲ级	$FEV_1/FVC < 70\%$，$50\% > FEV_1 \geq 30\%$	
	Ⅳ级	$FEV_1/FVC < 70\%$，$FEV_1 < 30\%$	
临床表现	症状	①慢性咳嗽。②咳痰。③气短及呼吸困难。④喘息和胸闷	
	体征	肺气肿体征：桶状胸，呼吸浅快，语颤减弱，叩诊呈过清音，心浊音界减小，肺下界和肝浊音界下降，呼吸音减弱，呼吸延长	
治疗	稳定期	①支气管扩张药：β_2肾上腺素受体激动剂、抗胆碱能药、茶碱类药。②祛痰药：盐酸氨溴索、N-乙酰半胱氨酸。③健康教育与戒烟。④康复治疗	糖皮质激素，氧疗
	急性加重期	①控制感染。②支气管扩张药：短效 β_2 受体激动剂。③其他治疗：盐酸氨溴索等祛痰，维持水、电解质、酸碱平衡，机械通气	

考点 慢性肺源性心脏病

病因			慢性支气管、肺疾病（最常见），严重的胸廓畸形，肺血管疾病等
临床表现	肺、心功能代偿期（缓解期）		同 COPD
	肺、心功能失代偿期（急性加重期）	呼吸衰竭 低氧血症	胸闷、心悸、心率增快和紫绀等
		呼吸衰竭 二氧化碳潴留	头痛多汗，夜间失眠，日间嗜睡
		右心衰竭 症状	心悸，腹胀痛，食欲不振，少尿
		右心衰竭 体征	颈静脉怒张，肝肿大伴触痛，肝-颈静脉反流征阳性，下肢水肿，腹水
并发症			肺性脑病；酸碱平衡失调；房性快速性心律失常；休克；消化道出血；功能性肾衰竭；弥散性血管内凝血等
检查			①X 线片：肺动脉高压征。②心电图：右心室肥大。③血气分析：低氧血症，二氧化碳潴留。④血液分析：红细胞及血红蛋白升高。⑤血液生化：低钾血症、低钠低氯血症等
治疗	急性加重期		控制感染：青霉素类、氨基糖苷类、氟喹诺酮类、头孢菌素类；纠正呼吸衰竭：控制性氧疗；控制心力衰竭：利尿剂，强心剂，血管扩张剂；控制心律失常；糖皮质激素；抗凝治疗等
	缓解期		呼吸生理治疗，增强机体免疫力和长期家庭氧疗

考点 支气管哮喘 ★

发病机制	变态反应、气道炎症（最重要）、神经-受体失衡、其他	
临床表现	发作性伴有哮鸣音的呼气性呼吸困难	
并发症	发作期	自发性气胸、纵隔气肿、肺不张、急性呼吸衰竭等
	晚期	慢性肺心病、支气管扩张症、间质性肺炎等
诊断标准	反复发作喘息、气急、胸闷或咳嗽	
	双肺散在或弥漫性、以呼气相为主的哮鸣音，呼气相延长	
	上述症状可经治疗缓解或自行缓解	
	除外其他疾病引起的喘息、气急、胸闷、咳嗽	
	表现不典型者有下列 3 项中的 1 项：①支气管激发试验阳性。②支气管舒张试验阳性。③昼夜 PEF 变异率≥20%	
治疗	脱离变应原（最有效）	
	药物治疗：①β_2 激动剂（首选）。②茶碱类（适合夜间哮喘）。③抗胆碱药（夜间哮喘＋多痰者）。④糖皮质激素（最有效的药物）。⑤白三烯调节药（轻度哮喘）。⑥其他：钙拮抗剂（运动性哮喘），酮替芬（过敏性哮喘），曲尼司特、色甘酸二钠（哮喘的预防）	
危重哮喘处理	①氧疗和辅助通气。②解痉平喘药。③纠正水、电解质紊乱。④控制感染。⑤糖皮质激素	

考点 肺炎

肺炎链球菌肺炎★

病因	肺炎链球菌为革兰阳性球菌	
病机	①呼吸道防御机制及黏膜受损。②全身免疫功能低下	
临床表现	病史	冬春季易发,有淋雨、受凉、劳累、疾病感染等诱因
	症状	突然起病,寒战,高热,咳嗽,胸痛,咳铁锈色痰,呼吸困难
	体征	急性热病容,肺实变征:患侧呼吸减弱,语颤增强,叩诊呈浊音,呼吸音减弱
并发症	脓胸,胸膜炎,心肌炎,脑膜炎,关节炎,感染性休克	
检查	①白细胞↑。②痰涂片见革兰染色阳性、带荚膜的双球菌。③X线见密度增高的片状阴影	
治疗	抗菌治疗	青霉素G(首选)
	对症治疗	高热→物理降温;气急发绀→吸氧;咳痰困难→溴己新;剧烈胸痛→热敷
	感染性休克	①一般处理:平卧,吸氧,监测生命体征。②补充血容量(重要措施)。③纠正水、电解质和酸碱平衡。④糖皮质激素。⑤血管活性药物。⑥控制感染。⑦防治心肾功能不全及并发症

考点　原发性支气管肺癌

病因		①吸烟。②职业致癌因子。③空气污染。④电离辐射、病毒感染等
临床表现	原发症状	①无痰或少痰的刺激性干咳（常见早期症状）。②血痰或咯血（中央型肺癌多见）。③气短或喘鸣：呼吸困难、气短、喘息，偶尔表现喘鸣。④发热、体重下降
	局部扩展	①胸痛。②吸气性呼吸困难。③咽下困难。④声音嘶哑。⑤上腔静脉压迫综合征。⑥Horner综合征
	肺外症状	①杵状指和肥大性骨关节病。②高钙血症。③男性乳房发育。④Cushing综合征。⑤稀释性低钠血症。⑥神经肌肉综合征。⑦类癌综合征
检查		X线检查，痰脱落细胞检查（早期诊断），支气管镜检查（确诊肺癌），肿瘤标志物检查，放射性核素扫描检查等
鉴别诊断	肺结核	持续性发热，全身中毒症状，痰液检出结核菌，X线片有结核灶，抗结核药物治疗有效
	肺炎	寒战高热，咳铁锈色痰，血白细胞↑，抗生素治疗有效
	肺脓肿	中毒症状明显，咳大量脓臭痰，X线呈薄壁空洞。癌性空洞常先有肿瘤症状，后出现继发感染的症状
	结核性胸膜炎	胸腔积液多透明，草黄色，有时为血性。癌性胸水增长迅速，以血性多见
治疗		①手术治疗（非小细胞肺癌的主要治法）。②化疗（小细胞肺癌最敏感）

考点　慢性呼吸衰竭 ★

病因	①支气管-肺疾病（主要病因）。②胸廓和神经肌肉病变
发病机制	①肺通气不足。②通气/血流比例失调。③肺动-静脉样分流。④弥散障碍。⑤机体氧耗量增加
病理生理	主要为低氧血症与高碳酸血症对机体的影响
临床表现	①呼吸困难（最早）。②发绀。③精神神经症状：注意力不集中、智能及定向力障碍等④循环系统：血压↑、心动过速等。⑤消化道出血、黄疸等；⑥泌尿系统：蛋白尿、氮质血症等

诊断	病史	有慢性支气管-肺疾患导致呼吸功能障碍的原发疾病史
	临床表现	缺氧+二氧化碳潴留
	动脉血气分析	PaO_2 低于 60mmHg，或伴有 $PaCO_2$ 超过 50mmHg，即可确立诊断

续表

治疗	保持呼吸道通畅		
	氧疗	吸氧浓度	使 PaO_2 达到 60mmHg 以上/SaO_2 达到 90% 以上，$PaCO_2$ 无明显上升
		氧疗原则	吸氧浓度控制在 25%~29%
		给氧方式	经鼻导管吸氧，通常氧流量 1~2L/min
	增加通气量，减少 CO_2 潴留		应用呼吸兴奋剂、机械通气
	纠正酸碱平衡失调和电解质紊乱，控制感染		
	并发症治疗		肺性脑病：脱水降颅压（甘露醇、山梨醇等）
			上消化道出血：输血治疗，静脉滴注质子泵抑制剂

第二单元　循环系统疾病

考点　慢性心力衰竭★

分类		左心衰竭	右心衰竭
主要表现		以肺淤血及心排血量降低表现为主	以体循环淤血的表现为主
具体表现	症状	劳力性呼吸困难，夜间阵发性呼吸困难，端坐呼吸，急性肺水肿（心源性哮喘），乏力，焦虑，尿量减少等	胃肠道及肝脏淤血引起腹胀、食欲减退、上腹隐痛
	体征	①肺部湿性啰音。②心脏扩大，肺动脉瓣区第二心音亢进及舒张期奔马律	①颈静脉征：颈静脉搏动增强、充盈、怒张（主要体征）。②肝大。③压陷性水肿。④三尖瓣关闭不全的反流性杂音。⑤发绀
鉴别		心源性哮喘多见于老年人，肺部有干、湿性啰音，咳粉红色泡沫痰	
		支气管哮喘多见于青少年有过敏史者，发作时双肺可闻及典型哮鸣音，咳出白色黏痰	

续表

分类	左心衰竭	右心衰竭
治疗	病因治疗：①基本病因的治疗。②消除诱因	
	一般治疗：①休息。②控制钠盐摄入。③监测体重	
	药物治疗：①利尿药：氢氯噻嗪、呋塞米、螺内酯。②ACEI、血管紧张素受体阻滞剂、醛固酮受体拮抗剂。③β受体阻滞剂。④正性肌力药：洋地黄类。⑤血管扩张药：硝酸甘油、硝普钠、酚妥拉明	

考点 急性心力衰竭

临床表现	突发严重呼吸困难，呼吸频率常达30~40次/分
	强迫坐位，面色灰白，发绀，大汗，烦躁
	频繁咳嗽，咳粉红色泡沫样痰
	两肺布满湿啰音和哮鸣音
治疗	①镇静（吗啡）。②快速利尿（呋塞米）。③血管扩张药（硝酸甘油、硝普钠）。④正性肌力药（多巴酚丁胺、毛花苷C）。⑤机械辅助治疗（极危重患者）

考点 心律失常

心律失常的分类

按照发生机制分类	冲动起搏异常	窦性心动过速、期前收缩、异位心动过速、扑动与颤动等
	冲动传导异常	窦房、房室、束支传导阻滞等
按照心率快慢分类	快速性心律失常	①窦性:窦性心动过速、窦性心动过缓、窦性心律不齐、窦性停搏;②期前收缩;③非阵发性心动过速、阵发性心动过速;④并行心律性心动过速;⑤扑动与颤动;⑥预激综合征
	缓慢性心律失常	窦性缓慢性心律失常、逸搏与逸搏心律、传导缓慢性心律失常(窦房阻滞、房内阻滞、房室阻滞、室内阻滞)
	快速性伴缓慢性心律失常	慢快综合征、快慢综合征等

常用抗心律失常药物

分类		作用	常用药
Ⅰ类	Ⅰa类	阻断快速钠通道	奎尼丁、普鲁卡因胺、丙吡胺
	Ⅰb类		美西律、苯妥英钠、利多卡因
	Ⅰc类		氟卡尼、恩卡尼、普罗帕酮、莫雷西嗪

续表

分类	作用	常用药
Ⅱ类	阻断β受体	美托洛尔、阿替洛尔、比索洛尔
Ⅲ类	阻断钾通道、延长复极	胺碘酮、索他洛尔
Ⅳ类	阻断慢钙通道	维拉帕米、地尔硫䓬

考点 快速性心律失常

快速性心律失常的临床表现

分类		症状	体征
过早搏动		无症状/有心悸或心跳暂停感	$S_1\uparrow$,$S_2\downarrow$,之后有较长的停歇
阵发性心动过速	房性	胸闷,心悸,气促,多不严重	心尖部 S_1 恒定,心律绝对规则
	与房室交界区相关的折返性	突发突止,长短不一,多由一个室上性早搏诱发	
		心悸、焦虑、紧张、乏力、眩晕	
	室性	持续性室速有低血压、少尿、晕厥、气促、心绞痛	心律不规则
心房颤动		心悸、头晕、胸闷	S_1 强度不等,心律绝对不齐,脉搏短绌

过早搏动的心电图诊断 ★

分类	房性过早搏动	房室交界性过早搏动	室性过早搏动
心电图诊断	①提前出现的 P' 波与窦性 P 波形态各异	①提前出现的室上性 QRS 波群前无相关 P 波	①提前出现的 QRS 波群前无相关 P 波
	②P–R 间期≥0.12s	②若有逆行 P 波,可在 QRS 波群之前、之中、之后	②提前出现的 QRS 波群宽大畸形,时限 > 0.12s,T 波与 QRS 波主波方向相反
	③提前出现的 QRS 波群形态正常。		
	④代偿间歇不完全	④代偿间歇多完全	③代偿间歇完全

阵发性心动过速的心电图诊断 ★

分类	房性心动过速	与房室交界区相关的折返性心动过速	室性心动过速
心电图诊断	连续出现房性 P 波,也可能是文氏传导	①心率 150~250 次/分,律齐。②逆行 P 波可埋藏于 QRS 波群内或位于其终末部分。③QRS 波群正常。④可有继发 ST–T 改变	①三个或三个以上连续室性期前收缩。②心率 100~250 次/分,律不齐。③QRS 波群宽大畸形,时限 > 0.12s。④P、QRS 间无固定关系。⑤心室夺获与室性融合波

心房颤动的心电图诊断 ★

心房颤动	①P 波消失,代之以小而不规则的房颤波(350~600 次/分)
	②心室率极不规则
	③QRS 波群形态正常

考点 缓慢性心律失常

分类	一度房室阻滞	二度房室阻滞		三度房室阻滞
		二度Ⅰ型(文氏阻滞)	二度Ⅱ型	
临床表现	通常无症状	心悸、心搏脱漏感		疲倦,乏力,眩晕
心电图诊断	①P-R 间期↑ ②每个 P 波后均有 QRS 波	①P-R 间期进行性延长,直至一个 P 波后脱漏 QRS 波。②相邻的 R-R 间期进行性缩短,直至 P 波不能下传心室。③包含 P 波在内的 R-R 间期<正常窦性 P-P 间期的两倍	P-R 间期恒定不变,可正常或延长,部分 P 波后无 QRS 波群	①P-P 与 R-R 间隔各有固定规律,呈完全性房室分隔。②心房率>心室率。③心室率慢而规则
治疗	心室率不慢者,无需特殊治疗			心室率显著缓慢,伴血流动力学障碍:静注阿托品,静滴异丙肾上腺素,糖皮质激素,静滴碳酸氢钠,心脏起搏

考点 心脏瓣膜病

二尖瓣狭窄、二尖瓣关闭不全

病名		二尖瓣狭窄	二尖瓣关闭不全
症状		①呼吸困难：早期出现劳力性呼吸困难。②咳嗽咳痰。③咯血。④声音嘶哑、吞咽困难	胸痛、心悸、乏力、头晕、体位性晕厥和焦虑，晚期发生左心衰竭时出现呼吸困难
体征	视	二尖瓣面容，心前区隆起	心尖搏动增强呈高动力型，向左下移位
	触	心尖部可触及舒张期震颤	可触及抬举样心尖搏动
	叩	心浊音界向左扩大，呈梨形心	心界向左下扩大
	听	心尖区局限性、舒张中晚期隆隆样杂音	心尖区可闻 3/6 级以上全收缩期吹风样杂音

主动脉瓣狭窄、主动脉瓣关闭不全

病名	主动脉瓣狭窄	主动脉瓣关闭不全
症状	典型三联征：呼吸困难、心绞痛和晕厥	头部搏动感、心悸及心前区不适；晚期：左心衰竭，呼吸困难；终末期：右心衰竭
体征	①S_1 正常，A_2↓、消失或逆分裂。②主动脉瓣区可闻及 4～5/6 级喷射性收缩期杂音，粗糙，吹风样	①心尖搏动呈高动力性，向左下移位。②S_1↓，A_2↓或消失；胸骨左缘 2～3 肋间及主动脉瓣区闻及与 S_2 同时开始的高调、递减型舒张早期叹气样杂音

考点　心脏骤停与复苏

病因		冠心病是最常见原因
临床表现	前驱期	心绞痛、胸闷、心悸加重和易于疲劳等
	终末事件期	突发持续而严重的胸痛伴显著呼吸困难，心悸或眩晕等。心率↑和室性异位搏动增加最为常见
	心脏骤停期	①心音消失，大动脉搏动消失，血压测不出。②突然意识丧失/伴短暂抽搐。③停止呼吸。④皮肤发绀。⑤昏迷。⑥瞳孔散大
	生物学死亡期	躯体冰冷、僵硬，出现皮下瘀斑等
复苏程序	初级心肺复苏	心跳呼吸停止的判断、胸外按压、畅通气道、人工呼吸
	高级心肺复苏	电击除颤、气管插管、建立静脉通路及复苏药物（首选肾上腺素）
	心脏搏动恢复后处理	维持有效循环、维持有效呼吸、防治脑缺氧和脑水肿、维持水电解质和酸碱平衡、防治急性肾损伤

考点 原发性高血压

原发性高血压的临床表现、并发症、实验室检查

临床表现	症状	一般症状	头痛、头昏、颈项板紧、疲劳、心悸
		受累器官症状	①心：心功能不全表现、冠心病。②脑：脑出血和脑梗死（高血压最主要并发症）。③肾：多尿、夜尿增多，继而出现肾功能不全。④眼底血管受累出现视力进行性减退
	体征		颈部血管杂音、主动脉瓣第二心音亢进、收缩期杂音或收缩早期喀喇音
并发症			高血压危象：收缩压急剧上升，出现心悸、烦躁、手抖等
			高血压脑病：脑组织血流灌注过多引起脑水肿，出现头痛、呕吐、精神错乱
			脑血管并发症（最常见）、心力衰竭、心绞痛、心肌梗死、慢性肾衰竭、视网膜动脉硬化、主动脉夹层、高血压亚急症等
实验室检查			①尿常规：少量蛋白、红细胞，偶有透明管型和颗粒管型。②肾功能：血肌酐↑、尿素氮↑、尿酸↑。③血脂测定：血清总胆固醇↑、甘油三酯↑、低密度脂蛋白胆固醇↑。④血糖：空腹和餐后2h血糖及胰岛素水平↑。⑤眼底检查：可出现血管病变及视网膜病变，有出血、渗出、视乳头水肿

原发性高血压的诊断

级别	收缩压		舒张压
正常血压	<120	和	<80
正常高值	120~139	和/或	80~89
高血压	≥140	和/或	≥90
1级高血压（轻度）	140~159	和/或	90~99
2级高血压（中度）	160~179	和/或	100~109
3级高血压（重度）	≥180	和/或	≥110
单纯收缩期高血压	≥140	和	<90
诊断要点：未使用降压药物的情况下，非同日3次测量血压，收缩压≥140mmHg 和/或舒张压≥90mmHg			

原发性高血压的药物治疗

分类	常用药物	适应证
利尿剂	噻嗪类：氢氯噻嗪、氯噻酮等	

续表

分类	常用药物	适应证
β受体阻滞剂	美托洛尔、阿替洛尔、倍他洛尔等	轻、中度高血压，尤其是静息心率较快或合并心绞痛及心肌梗死后患者
钙拮抗剂	二氢吡啶类：氨氯地平、非洛地平、硝苯地平等；非二氢吡啶类：维拉帕米等	各种程度高血压，尤其是老年人高血压或合并稳定型心绞痛。周围血管疾病、糖尿病及合并肾脏损害的患者均可用
血管紧张素转换酶抑制剂	卡托普利、依那普利、苯那普利、福辛普利等	伴有心力衰竭、心肌梗死后、糖耐量异常或糖尿病肾病的高血压患者
血管紧张素Ⅱ受体阻滞剂	氯沙坦、缬沙坦、厄贝沙坦、替米沙坦、坎地沙坦和奥美沙坦等	
α₁受体阻滞剂	哌唑嗪、特拉唑嗪等	伴高脂血症或前列腺肥大的患者，难治性高血压患者

考点 心绞痛

临床表现	症状	发作性胸痛	①部位：主要在胸骨体上段或中段，有手掌大小范围，常放射至肩、左臂内侧，达无名指和小指。②性质：常为压迫、压榨或紧缩性。③诱因：发作常由体力劳动或情绪激动所激发。④持续时间：一般3~5分钟
	体征		发作时常见心率↑、血压↑、皮肤湿冷或出汗，有时出现第四/第三心音奔马律。暂时性心尖部收缩期杂音，第二心音分裂及交替脉
检查			发作时心电图检查可见ST段压低≥0.1mV，T波倒置
分级			①Ⅰ级：一般体力活动不受限，仅在强、快或持续用力时发生心绞痛。②Ⅱ级：一般体力活动轻度受限。一般情况下平地步行200m以上或登楼一层以上受限。③Ⅲ级：一般体力活动明显受限，一般情况下平地步行200m，或登楼一层引起心绞痛。④Ⅳ级：轻微活动或休息时即可发生心绞痛
治疗	发作时的治疗		①一般患者在停止活动后症状即可消除。②药物治疗：硝酸甘油、硝酸异山梨酯，舌下含化

考点 急性心肌梗死

急性心肌梗死的临床表现

先兆	以新发生心绞痛和原有心绞痛加重最常见
症状	①疼痛：最先出现，程度重，持续时间长，休息或硝酸甘油无效。②全身症状：发热、心动过速。③胃肠道症状。④心律失常：室性心律失常最多。⑤低血压和休克。⑥心力衰竭：主要是急性左心衰竭。为心梗后心脏舒缩功能减弱或室壁运动不协调所致
体征	①心脏体征：心界扩大，心率增快或减慢，心尖部第一心音减弱，可有各种心律失常。②血压降低
实验室检查	①心肌酶谱：肌红蛋白、肌钙蛋白、CK-MB 升高。②血象：白细胞↑，中性粒细胞↑，嗜酸性粒细胞↓，血沉加快

急性心肌梗死定位和定范围

部位	特征性 ECG 改变导联	对应性改变导联
前间壁	$V_1 \sim V_3$	
局限前壁	$V_3 \sim V_5$	
前侧壁	$V_5 \sim V_7$、I、II、aVL	

续表

部位	特征性ECG改变导联	对应性改变导联
广泛前壁	$V_1 \sim V_6$	
下壁	II、III、aVF	I、aVL
高侧壁	I、aVL、"高" $V_4 \sim V_6$	II、III、aVF
右室	$V_3R \sim V_7R$，多伴下壁梗死	

急性心肌梗死的治疗

一般治疗	①休息：急性期卧床休息。②监护：心电图、血压、呼吸和血氧饱和度。③进流质饮食，低脂少产气为佳。④建立静脉通道
解除疼痛	①哌替啶肌注或吗啡皮下注射。②硝酸甘油或硝酸异山梨酯舌下服用或静脉滴注
再灌注治疗	起病3~6小时，最迟12小时内，使闭塞的冠状动脉再通
消除心律失常	①心室颤动或持续多形性室性心动过速：电复律。②室性期前收缩或室性心动过速：利多卡因。③窦性心动过缓：阿托品。④二、三度房室传导阻滞伴血流动力学障碍：临时人工心脏起搏器。⑤室上性快速心律失常药物不能控制：同步直流电复律
控制休克	①补充血容量。②应用升压药。③应用血管扩张剂。④休克的其他措施：纠正酸中毒、防治脑缺血、保护肾功能，必要时应用洋地黄制剂等
治疗心衰	梗死发生后24小时内宜尽量避免使用洋地黄制剂，右室梗死慎用利尿剂

第三单元　消化系统疾病

考点　慢性胃炎

病因	幽门螺杆菌感染（最主要病因）
临床表现	上腹痛，饱胀不适，进餐后明显
	嗳气、反酸、恶心
检查	胃镜检查（最可靠方法）
治疗	抗菌治疗：以胶体铋剂和质子泵抑制药为主，配合阿莫西林、替硝唑、克拉霉素
	保护胃黏膜：氢氧化铝凝胶、复方氢氧化铝片
	对症治疗：腹胀恶心——莫沙必利。恶性贫血——维生素 B_{12}

考点　消化性溃疡★

临床表现	慢性、周期性、节律性的上腹痛，进食可缓解	
	体征：溃疡活动期上腹部有局限性压痛	
	无症状型溃疡：老年人多见	
	幽门管溃疡：常缺乏典型的周期性和节律性，易并发幽门痉挛、幽门狭窄及出血	
	球后溃疡，十二指肠球部以下的溃疡，多位于十二指肠乳头近端。夜间痛及背部放射痛常见，易并发出血	
并发症	①出血（消化性溃疡是上消化道出血最常见的病因）。②穿孔：引起游离穿孔、穿透性溃疡。③幽门梗阻：呕吐是主要症状。④癌变：有长期慢性 GU 史，45 岁以上，溃疡顽固不愈者应警惕癌变	
诊断	典型的周期性和节律性上腹痛（诊断的主要线索）确诊靠 X 线钡剂检查和胃镜检查	①X 线钡剂检查：龛影。②胃镜检查：多为圆形或椭圆形
治疗	①抑制胃酸分泌药治疗：H_2受体拮抗剂（西咪替丁、雷尼替丁），质子泵抑制剂（奥美拉唑）。②保护胃黏膜治疗：硫糖铝、枸橼酸铋钾、米索前列醇	

考点　胃癌

病因	幽门螺杆菌感染；慢性萎缩性胃炎、胃息肉、胃溃疡和残胃炎，上皮内瘤变和异型增生
病理	①根据胃癌的组织学分为腺癌、鳞腺癌、髓样癌、印戒细胞癌、鳞状细胞癌及未分化癌。②有四种扩散方式：直接蔓延侵袭至相邻器官、淋巴结转移、血行播散、种植转移
临床表现	①上腹疼痛（最常见）。②食欲减退（首发症状）。③恶心呕吐。④呕血、黑便。⑤低热、疲乏、体重减轻、贫血等。⑥部分患者出现伴癌综合征，反复发作性血栓性静脉炎、黑棘皮病、皮肌炎等
实验室检查	①胃镜检查（最可靠的诊断手段）。②X线检查对胃癌的诊断仍然有较大的价值
诊断	胃镜检查加活检及X线钡剂（主要诊断依据）。对下列情况应及早和定期胃镜检查	①年龄在40岁以上，出现不明原因的上腹不适、食欲不振、体重明显减轻者。②原有上腹痛而近期疼痛性质及节律发生改变者。③经积极治疗而病情继续发展者。④无禁忌证的患者
治疗	手术治疗是目前唯一有可能根治胃癌的手段

考点　溃疡性结肠炎

病因	①免疫因素。②遗传因素。③感染因素。④精神神经因素
病理	病理改变以溃疡糜烂为主，具有弥散性、浅表性、连续性的特点
临床表现	①腹泻（最主要的症状），黏液血便是本病活动期的重要表现；腹痛，有疼痛→便意→排便→缓解的规律；若有腹肌紧张、反跳痛、肠鸣音减弱，应警惕结肠扩张、肠穿孔等并发症。②急性期可有发热，病情持续活动可出现衰弱、消瘦、贫血、低蛋白血症、电解质紊乱。③本病可伴有多种肠外表现，如关节炎、结节性红斑、强直性脊柱炎
临床分型	①据病情经过：初发型、慢性复发型、慢性持续型、急性暴发型。②根据病情程度：轻度、中度、重度。③病情分期：活动期和缓解期
检查	①大便检查：常有黏液脓血便，便培养致病菌阴性。②结肠镜检查（诊断与鉴别诊断的最重要手段）
治疗	①氨基水杨酸制剂：常用柳氮磺吡啶（SASP）同时应补充叶酸；糖皮质激素；免疫抑制剂。②紧急手术指征：并发大量或反复严重出血、肠穿孔、重型患者合并中毒性巨结肠经积极内科治疗无效，伴有严重毒血症状者

考点　肝硬化

病因	我国以病毒性肝炎所致肝硬化为主，西方国家以酒精中毒多见	
临床表现	代偿期	乏力、食欲减退，肝轻度肿大，质地偏硬，无或有轻度压痛
	失代偿期	消瘦乏力，腹胀，恶心呕吐，出血倾向和贫血，肝掌，蜘蛛痣
	门静脉高压症	①脾肿大。②侧支循环的建立和开放。③腹水
并发症	①急性上消化道出血（最常见）。②肝性脑病（最严重）亦是最常见的死亡原因。③感染：常并发细菌感染。④肝肾综合征。⑤原发性肝癌。⑥肝肺综合征	
实验室检查	肝功能检查：①血清白蛋白↓球蛋白↑。②血清 ALT↑ AST↑。③凝血酶原时间：代偿期正常，失代偿期有不同程度延长。④重症者：血清胆红素↑。⑤肝纤维化指标↑	
	免疫学检查：①血 IgG↑。②出现非特异性自身抗体。③甲胎蛋白↑，若持续升高，疑合并肝癌	
	腹水：一般为漏出液，呈血性，应高度怀疑癌变，应做细胞学检查	
	影像学检查、内镜检查、肝穿刺活组织检查见假小叶形成（确诊价值）	

考点　原发性肝癌

临床表现	①肝区疼痛：多呈持续性肿痛或钝痛。②肝大：肝呈进行性肿大，质地坚硬，常有不同程度的压痛。③黄疸：晚期出现。④肝硬化征象伴有肝硬化门静脉高压者：可有脾大、腹水、静脉侧支循环形成等表现。⑤全身性表现：有进行性消瘦、发热、乏力。⑥消化系统：食欲减退（最常见）
辅助检查	①AFP 检查标准：AFP 超过 500μg/L 持续 4 周；AFP 由低逐渐升高不降；AFP 超过 200μg/L 持续 8 周。②异常凝血酶原。③肝脏 B 超：确定病灶性质、病变部位、播散及转移情况。④肝动脉造影：诊断小肝癌的最佳方法。⑤肝组织活检或细胞学检查：确诊直径 2cm 以下小肝癌。⑥CT、MRI：肝癌定位、定性诊断
诊断	凡有慢性肝病史的中年人，尤其是男性患者，有不明原因的肝区疼痛、消瘦、进行性肝脏肿大者，应做血清 AFP 测定和有关影像学检查，必要时行肝穿刺活检，明确诊断
治疗	手术治疗（最好的方法）

考点　急性胰腺炎

病因和发病机制	①胆石症与胆道疾病。②大量饮酒和暴食。③胰管梗阻。④代谢障碍。⑤药物、病毒感染、手术或外伤等	
临床表现	症状	腹痛（主要、首发）、恶心、呕吐、发热、休克
	体征	重症可见上腹压痛明显，伴腹肌紧张及反跳痛
检查	血清淀粉酶超过正常值上限3倍（>500苏氏单位/L,）即可确诊	
	CT扫描为诊断的标准影像学方法	
内科治疗	一般治疗	监测生命体征；维持水、电解质平衡；加强营养支持治疗
	减少胰腺分泌，抑制胰酶活性	①禁食。②抑酸治疗：H_2受体拮抗剂/质子泵抑制剂。③生长抑素及其类似物：奥曲肽。④抑制胰酶活性用于SAP的早期
	抑制胰酶活性	抑肽酶、加贝酯、乌司他丁
	防治感染	喹诺酮类或头孢类联合抗厌氧菌抗生素甲硝唑
	营养支持	病情缓解后应尽早过渡到肠内营养

第四单元 泌尿系统疾病

考点 慢性肾小球肾炎

病因	部分与溶血性链球菌、乙型肝炎病毒等感染有关,少数慢性肾炎是由急性肾炎发展所致
临床表现	①以青、中年为主。②早期患者可有乏力、疲倦、腰部疼痛、纳差;水肿可有可无,一般不严重。③血压可正常或轻度升高,高血压可为首发表现
实验检查	①多为轻度尿异常,非选择性蛋白尿,尿沉渣镜检红细胞可增多,可见管型。②血压可正常或轻度升高。③肾功能正常或轻度受损
诊断	凡尿化验异常、水肿及高血压病者,疑诊慢性肾炎,在除外继发性肾小球疾病后可诊断
治疗	①控制高血压,减少蛋白尿。②限制食物中蛋白及磷摄入量。③使用大剂量双嘧达莫、小剂量阿司匹林

考点 尿路感染 ★

病因	革兰阴性杆菌（最常见），其中以大肠埃希菌最为常见		
临床表现	膀胱炎		易发生于年轻女性，主要表现为尿频、尿急、尿痛、排尿不适、下腹部疼痛
	肾盂肾炎	急性	①全身症状：发热，寒战，头痛，全身酸痛，恶心，呕吐，体温多在38~39℃，伴血白细胞↑和血沉↑。②泌尿系统症状：尿频，尿急，尿痛，排尿困难，下腹部疼痛，腰痛。③体格检查：肋脊角及输尿管点压痛、肾区叩击痛和压痛
		慢性	可出现程度不同的低热、间歇性尿频、排尿不适、腰部酸痛及肾小管功能受损表现，如夜尿增多、低比重尿，持续可发展为慢性肾衰竭
尿液检查	①尿沉渣镜检：白细胞>5/HP（诊断意义较大），部分可有红细胞，少数有肉眼血尿。②尿蛋白含量多为±~+。③尿细菌学检查：细菌定量培养菌落计数≥10^5/mL，可确诊；如菌落计数为10^4/mL~10^5/mL，结果可疑；如<10^4/mL，多为污染		
抗感染治疗	①选用致病菌敏感的抗菌药物。首选对革兰阴性杆菌敏感的抗生素。②抗生素在尿和肾内的浓度要高。③选用肾毒性小、副作用少的抗生素。④单一药物治疗失败、严重感染、混合感染、耐药菌株出现时应联合用药。⑤根据感染轻重选择给药途径。⑥对不同类型的尿路感染给予不同治疗时间		

考点 慢性肾衰竭

临床表现	水、电解质和酸碱平衡失调	
	各系统症状	①心血管和肺症状。②血液系统表现。③神经系统症状。④胃肠道症状（最早最常见）。⑤其他：皮肤瘙痒、肾性骨病、腕管综合征
诊断	原有慢性肾脏病史，出现厌食、恶心呕吐、腹泻、头痛、意识障碍，肾功能不同程度的减退，应考虑本病。对因乏力、厌食、恶心、贫血、高血压等就诊者，均应排除本病	
治疗	延缓病情进展	积极治疗原发病，消除危险因子和保护残存肾功能
	非透析治疗	①纠正水、电解质失衡和酸中毒；②控制高血压；③纠正贫血；④纠正低钙血症，高磷血症；⑤选择敏感抗生素防治感染；⑥治疗高脂血症；⑦吸附剂治疗，降低尿素氮；⑧导泻疗法，增加肠道毒素的排泄
	肾脏替代疗法	维持性血液透析、腹膜透析及肾移植

第五单元 血液系统疾病

考点 缺铁性贫血★

临床表现	①贫血：乏力易倦、头昏、耳鸣、心悸、纳差等。②组织缺铁：异食癖、吞咽困难、指（趾）甲缺乏光泽、匙状甲等。③缺铁原发病：IDA发生的前提
实验室检查	①血象：小细胞低色素性贫血。MCV低于80fL，MCHC低于32%。白细胞和血小板计数一般正常或轻度减少。②骨髓象：增生活跃，中晚幼红细胞增多。骨髓小粒可染铁消失，铁粒幼红细胞消失或显著减少。③铁代谢：血清铁↓总铁结合力↑转铁蛋白饱和度↓血清铁蛋白↓
判断贫血程度	轻度：男性血色素90~120g/L，女性血色素90~110g/L。中度：血色素60~90g/L。重度：血色素30~60g/L。极重度：血色素低于30g/L
治疗	铁剂治疗：口服铁剂（首选），服药时忌茶，贫血纠正后仍需继续治疗3~6个月

考点 再生障碍性贫血

病因	生物因素：包括病毒性肝炎及各种严重感染，药物及化学物质，电离辐射
表现	主要为进行性贫血、出血和感染
实验室检查	①血象：全血细胞减少，网织红细胞计数明显降低，正细胞正色素性贫血。②骨髓象：多部位穿刺涂片呈现增生不良，粒系及红系细胞减少，淋巴细胞、浆细胞，组织嗜碱细胞相对增多。巨核细胞很难找到
诊断	典型再障：全血细胞减少，网织红细胞绝对值减少，脾不大，骨髓示增生低下，骨髓小粒空虚，非造血细胞增多，一般抗贫血治疗无效
治疗	①去除病因。②对症治疗：纠正贫血，控制出血、感染，护肝。③刺激骨髓造血：应用雄激素。④免疫抑制剂。⑤骨髓移植

考点 急性白血病

临床表现	①起病：急骤或缓慢。②发热（最常见的症状）。③出血（重要死因）。④贫血。⑤肝、脾、淋巴结肿大。⑥骨骼及关节表现：四肢关节痛及骨痛；胸骨中下段压痛。⑦神经系统：头痛头晕。⑧皮肤症状。⑨齿龈肿胀。⑩生殖系统：一侧无痛性睾丸肿大
实验室检查	骨髓检查：诊断 AL 的主要依据和必做检查
	原始细胞≥骨髓有核细胞（ANC）的30%为 AL 的诊断标准
	贫血及血小板减少极少见
诊断与鉴别诊断	根据表现、血象和骨髓象特点	①骨髓增生异常综合征：该病的 RAEB 型，以 RAEB-t 型为主，外周血中有原始和幼稚细胞，全血细胞减少和染色体异常。②传染性单核细胞增多症：血象中出现异形淋巴细胞，形态与原始细胞不同。③巨幼细胞贫血：幼红细胞 PAS 反应常为阴性。④急性粒细胞缺乏症恢复期：病因明确，骨髓中原、幼粒细胞增多
治疗	VP 方案是急淋诱导缓解的基本方案。急粒诱导缓解治疗采用 DA（3+7）方案

考点 慢性髓细胞白血病

临床表现		低热、出汗及消瘦等，脾肿大（主要体征）
实验室检查	血象	白细胞计数↑，高达（100~800）×10^9/L
	骨髓象	有核细胞显著↑，以粒系为主，主要为中、晚幼粒细胞及杆状核细胞。嗜酸性、嗜碱性细胞↑。红系细胞少，粒、红比↑。巨核细胞↑或正常，晚期↓。NAP↓或缺如
	细胞遗传学检查	可检测到Ph染色体
诊断		据脾肿大及典型血象与骨髓象、Ph染色体和BCR/ABL融合基因检测
治疗		①分子靶向治疗：伊马替尼。②化学治疗：羟基脲。③干扰素：用于不适合酪氨酸激酶抑制剂和造血干细胞移植的患者。④造血干细胞移植

内科学

考点　白细胞减少症

病因	①粒细胞生成减少、成熟障碍。②粒细胞破坏过多,超过骨髓代偿能力:与免疫相关的疾病与药物。③粒细胞分布紊乱
临床表现	①慢性过程,头晕、乏力、食欲减退、低热等非特异性表现,可有继发感染。②血象:白细胞计数(2.0~4.0)×10^9/L,中性粒细胞百分比正常或轻度↓,淋巴细胞↑。③骨髓象:代偿性增生,或增生低下,或粒细胞成熟障碍等
诊断	外周血白细胞<4.0×10^9/L为白细胞减少症
治疗	①去除病因:停止接触相关物质,治疗原发病等。②一般治疗:劳逸结合,增强体质。③控制感染:尽早使用敏感有效的抗生素。④应用糖皮质激素。⑤促进粒细胞生成药物:重组人集落刺激因子等

考点 原发免疫性血小板减少症

临床表现	急性	①半数以上发生于儿童，有上呼吸道感染史。②起病急骤，全身皮肤瘀点、紫癜、瘀斑，可有血疱及血肿形成。③当血小板低于 $20 \times 10^9/L$ 时，可有内脏出血，颅内出血
	慢性	①主要见于青年女性。②出血症状轻。③多为皮肤、黏膜出血。④严重内脏出血较少见，月经过多甚常见
实验室检查	血小板	①急性型：血小板多在 $20 \times 10^9/L$ 以下；慢性型：常在 $(30 \sim 80) \times 10^9/L$。②血小板形态异常：体积偏大，颗粒减少，染色过深。③出血时间延长，血块收缩不良
	骨髓象	①急性型：骨髓巨核细胞数量轻度增加或正常；慢性型：骨髓巨核细胞显著增加。②巨核细胞发育成熟障碍，急性型者尤甚。③有血小板形成的巨细胞显著减少（<30%）。④红系及粒、单核系正常
诊断		①广泛出血，累及皮肤、黏膜及内脏。②多次检查，血小板计数减少。③脾不大或轻度大。④骨髓巨核细胞增多或正常，有成熟障碍。⑤具备下列五项中任何一项：泼尼松治疗有效，脾切除治疗有效，PAIg 阳性，PAC3 阳性，血小板生存时间缩短。⑥排除继发性血小板减少症

第六单元 内分泌及代谢疾病

考点 甲状腺功能亢进症

甲状腺功能亢进症的临床表现

高代谢综合征	疲乏无力,怕热多汗,皮肤潮湿,体重锐减和低热
精神神经系统	神经过敏,多言好动,紧张忧虑,焦躁易怒,失眠不安,思想不集中,记性减退
心血管系统	心悸胸闷、气短
消化系统	食欲亢进,稀便,排便次数增多
肌肉骨骼系统	甲亢性肌病、进行性肌无力及肌萎缩
生殖系统	女性月经减少;男性勃起功能障碍,偶有乳腺发育,血催乳素及雌激素增高
造血系统	外周血淋巴细胞增多,伴血小板减少性紫癜
甲状腺肿	弥漫性、对称性肿大,随吞咽上下移动,可有震颤,血管杂音
眼征	①眼球突出。②瞬目减少。③上睑挛缩,睑裂增宽;向下看时,显现白色巩膜;向上看时,前额皮肤不能皱起;看近物时,眼球辐辏不良

甲状腺功能亢进症的实验室检查

实验室检查项目	临床意义
TT_3、TT_4	反映本病的程度与预后
FT_3、FT_4	诊断甲亢的首选指标
TSH 测定	反映甲状腺功能最敏感的指标,对亚临床型甲亢和甲减的诊断有重要意义
甲状腺自身抗体测定	确定甲亢病因、诊断 GD 的指标之一
甲状腺摄^{131}I 率	甲状腺功能亢进类型的甲状腺毒症^{131}I 摄取率↑;非甲状腺功能亢进类型的甲状腺毒症^{131}I 摄取率↓

甲状腺功能亢进症的治疗

治疗方法	治疗机制/适应证
硫脲类和咪唑类	都可抑制 TH 合成
其他药物治疗	复方碘口服溶液:仅用于术前准备和甲状腺危象
	β受体阻滞剂:用于改善甲亢初治期的症状,甲状腺危象,^{131}I 治疗前后及术前准备
放射性^{131}I 治疗	对甲状腺的毁损效应,破坏滤泡上皮而减少 TH 分泌
手术治疗	适应证:①中、重度甲亢。②有压迫症状者。③胸骨后甲状腺肿伴甲亢者。④结节性甲状腺肿伴甲亢者

考点　甲状腺功能减退症

病因		①自身免疫性损伤（最常见）。②甲状腺破坏。③碘过量。④抗甲状腺药物应用
临床表现	病史	^{131}I 放射治疗史、甲状腺手术史、桥本甲状腺炎及 Graves 病等病史或甲状腺疾病家族史
	症状	起病隐匿，怕冷少汗、乏力、手足肿胀感、嗜睡、记忆力减退、关节疼痛、体重↑、便秘、女性月经紊乱或月经过多、不孕等
	体征	表情呆滞、反应迟钝、声音嘶哑、听力障碍、颜面及眼睑水肿、舌大常有齿痕（甲减面容）、毛发稀疏干燥、胫前黏液性水肿等。重者黏液性水肿昏迷
实验室检查	甲状腺功能	原发性甲减者血清 TSH↑，总 T_4（TT_4）、游离 T_4（FT_4）均↓，是诊断甲减的必备指标
	自身抗体	TPOAb、TGAb 滴度显著↑，是诊断自身免疫甲状腺炎的主要指标
诊断		①原发性甲减：有甲减的症状和体征；血清 TSH↑，TT_4、FT_4 均↓。②中枢性甲减：血清 TSH↓或正常，TT_4、FT_4↓
治疗		①甲状腺素补充/替代治疗：左甲状腺素（L–T_4，首选）。②黏液性水肿昏迷：去除/治疗诱因，补充甲状腺激素，应用糖皮质激素，对症治疗

考点　糖尿病

糖尿病的临床表现、检查、并发症

表现	典型症状:"三多一少",即多尿、多饮、多食和体重减轻
检查	①尿糖测定:尿糖阳性(重要线索)。②血葡萄糖(血糖)测定:血糖升高(主要依据),空腹血糖正常范围为 $3.9 \sim 6.0$ mmol/L。③葡萄糖耐量试验(OGTT):口服葡萄糖耐量应在清晨空腹进行。④糖化血红蛋白 A_1:反映取血前 $8 \sim 12$ 周的平均血糖状况。⑤血浆胰岛素和 C 肽测定:反映基础和葡萄糖介导的胰岛素释放功能
并发症	急性:酮症酸中毒、高渗高血糖综合征以及乳酸性酸中毒

	慢性	大血管病变:动脉粥样硬化
		微血管病变:糖尿病肾病和糖尿病性视网膜病变

并发症	神经系统:①中枢神经系统:缺血性脑卒中、老年性痴呆等。②周围神经病变(最常见):肢端感觉异常,肌力减弱,肌萎缩和瘫痪。③自主神经病变:影响胃肠、心血管、泌尿生殖系统功能
	眼的其他病变:视网膜黄斑病、白内障、青光眼、屈光改变、虹膜睫状体病变等
	糖尿病足

内科学

糖尿病的诊断标准、药物治疗 ★

诊断标准	①有糖尿病症状,随机血糖≥11.1mmol/L 或空腹血糖≥7.0mmol/L 可确诊。②可疑结果行 OGTT,2 小时血糖≥11.1mmol/L。需重复一次确认,诊断才能成立	
口服药物治疗	磺脲类	①适用于新诊断的 T2DM 非肥胖患者、用饮食治疗和体育锻炼不能使病情获得良好控制时。②不适用于 1 型糖尿病患者、2 型糖尿病患者合并严重病发症或晚期 β 细胞功能很差等
	双胍类药	增加外周组织对葡萄糖的摄取,改善糖代谢、降低体重
	α-葡萄糖苷酶抑制药(阿卡波糖)	适用于空腹血糖正常而餐后血糖明显升高者
	噻唑烷二酮	用于其他降糖药疗效不佳的 2 型糖尿病患者,特别是肥胖、有胰岛素抵抗者
	胰岛素 适应证	①1 型糖尿病。②2 型糖尿病经饮食、运动和口服降糖药治疗未获得良好控制。③糖尿病酮症酸中毒、高渗性昏迷和乳酸性酸中毒伴高血糖时。④各种严重的糖尿病急性或慢性并发症。⑤手术、妊娠和分娩。⑥2 型糖尿病 β 细胞功能明显减退者。⑦某些特殊类型糖尿病
	胰岛素 副作用	低血糖反应、过敏反应、胰岛素水肿、视力模糊等

糖尿病酮症酸中毒（DKA）

临床表现	①多尿、烦渴多饮和乏力，食欲减退、恶心呕吐，头痛嗜睡、烦躁、呼吸深快，烂苹果味。②病情发展出现严重失水，尿量减少，皮肤弹性差，眼球下陷，脉细速，血压下降。③至晚期时各种反射迟钝甚至消失，嗜睡以致昏迷
实验室检查	①尿糖、尿酮呈强阳性。②血糖多数为 16.7~33.3mmol/L
诊断	对昏迷、酸中毒、失水、休克的患者，均应考虑 DKA 的可能性，尤其对原因不明意识障碍、呼气有酮味、血压低而尿量仍多者
防治	①静脉补液（关键措施）。②胰岛素小剂量（短效）治疗。③纠正电解质及酸碱平衡
处理诱发病和防治并发症	①上消化道出血。②严重感染。③心力衰竭。④肾衰竭。⑤脑水肿

考点　血脂异常

血脂异常的分类、治疗

分类		高胆固醇血症、高甘油三酯血症、混合型高脂血症、低高密度脂蛋白血症
治疗	治疗性生活方式干预	①控制饮食：控制总热量；成人每天胆固醇入量<300mg。②改善生活方式：运动治疗；戒烟、限酒等
	药物治疗	①降低胆固醇：他汀类（首选），肠道胆固醇吸收抑制剂（依折麦布等），胆酸螯合剂（考来烯胺等），普罗布考。②降低甘油三酯：贝特类、烟酸类、高纯度鱼油制剂。③新型调脂药物：前蛋白转化酶枯草溶菌素9抑制剂等
	其他治疗	脂蛋白血浆置换、肝移植和其他手术治疗

血脂异常的实验室检查

血脂水平分层标准

分层	TC	LDL-C	HDL-C	TG
合适范围	<5.18（200）	<3.37（130）	≥1.04（40）	<1.7（150）
边缘升高	5.18~6.19（200~239）	3.37~4.12（130~159）		1.7~2.25（150~199）
升高	≥6.22（240）	≥4.14（160）	≥1.55（60）	≥2.26（200）
降低			<1.04（40）	

考点 高尿酸血症与痛风

病因	高尿酸血症:尿酸生成增多及排泄减少。痛风:高尿酸血症、遗传因素、肾脏疾病、恶性肿瘤化疗、长期应用某些药物等
分类	高尿酸血症:原发性高尿酸症、继发性高尿酸症。痛风:原发性痛风、继发性痛风、特发性痛风
临床表现	急性发作期:急性关节炎(首发),单侧第一跖趾关节疼痛(最常见),受累关节红肿热痛、压痛明显,功能受限。痛风石:为痛风的特征性表现。肾脏病变:痛风性肾病及尿酸性肾石病、急性肾衰等。眼部病变:睑缘炎、眼睑皮下组织痛风石等
检查	血尿酸测定:血尿酸>420μmol/L 为高尿酸血症。X线:痛风患者:病变周围软组织肿胀,骨质穿凿样或虫蚀样缺损。滑囊液/痛风石内容物:双折光的针形尿酸盐结晶
诊断	**高尿酸血症**: 日常嘌呤饮食状态下,非同日 2 次空腹血尿酸水平超过 420μmol/L,即可诊断
	痛风: 在高尿酸血症基础上,出现特征性关节炎表现,尿路结石,或肾绞痛发作,即考虑痛风,如在滑囊液及痛风石中找到尿酸盐结晶即可确诊

续表

治疗	高尿酸血症	非药物治疗：改变生活方式和饮食习惯，戒烟限酒，低嘌呤饮食等
		药物治疗：①促尿酸排泄药（苯溴马隆等）。②抑制尿酸生成药（别嘌醇、非布司他）。③碱性药（碳酸氢钠片）。④新型降尿酸药（拉布立酶等）
	痛风	非药物治疗：同高尿酸血症。
		药物治疗：急性期：①秋水仙碱。②非甾体类抗炎药：吲哚美辛。③糖皮质激素。发作间歇期和慢性期：急性发作缓解2周后，从小剂量开始应用降尿酸药

第七单元 结缔组织病

考点 类风湿关节炎 ★

临床表现	①晨僵。②关节痛与压痛。③肿胀。④关节畸形。⑤关节功能障碍
实验室检查及其他检查	①血象：有轻度至中度贫血。②炎性标记物：活动期血沉增快，C反应蛋白升高。③自身抗体 类风湿因子，抗角蛋白抗体。④X线摄片：首选双手指及腕关节摄片检查。CT和MRI：CT有助于发现早期骨侵蚀和关节脱位等改变

续表

诊断（符合4项即可诊断）	①晨僵持续至少1小时（≥6周）。②3个或3个以上关节肿（≥6周）。③腕关节或掌指关节或近端指间关节肿（≥6周）。④对称性关节肿（≥6周）。⑤类风湿皮下结节。⑥手和腕关节的X线片有关节端骨质疏松和关节间隙狭窄。⑦类风湿因子阳性
药物治疗	①非甾体消炎药：塞来昔布、美洛昔康和双氯芬酸。②改善病情的抗风湿药及免疫抑制剂：甲氨蝶呤、柳氮磺吡啶、硫唑嘌呤、青霉胺、金制剂和环孢素。③糖皮质激素。④植物药制剂：雷公藤多苷、青藤碱、白芍总苷

考点 系统性红斑狼疮

临床表现	①全身症状：发热、疲乏、不适。②皮肤与黏膜：特征性的改变为颊部蝶形红斑。③肌肉骨骼：对称性多关节疼痛、肿胀。④狼疮肾炎：肾衰竭是SLE的主要死亡原因之一。⑤神经系统。⑥肺损害。⑦心血管。⑧消化系统：食欲减退，血清转氨酶常升高。⑨血液系统：贫血。⑩浆膜炎。⑪干燥综合征。⑫抗磷脂抗体综合征。⑬眼底病损
检查	①一般检查：贫血，血沉在活动期常增快。②自身抗体：抗核抗体、抗双链DNA抗体、抗Sm抗体、抗磷脂抗体特异性强。③补体：血清补体C3、C4。④狼疮带试验。⑤肾活检
治疗	①一般治疗：避免过劳、日晒或其他紫外线照射；预防感染。②轻型SLE：非甾体消炎药、抗疟药、小剂量激素如泼尼松。③重型SLEA：糖皮质激素，环磷酰胺，环孢素，硫唑嘌呤

第八单元 神经系统疾病

考点 癫痫

病因	脑部病损和代谢障碍（产伤是婴儿期癫痫的常见病因），神经元异常放电
临床表现	①大发作（全身强直-阵挛性发作）：以意识丧失和全身抽搐为特征。②小发作（失神发作）：多见于儿童和少年，以短暂意识障碍为特征。③复杂部分性发作（精神运动性发作）：系伴有意识障碍的部分性发作
诊断	①以反复突然发作感觉障碍、肢体抽搐、意识丧失、行为障碍和自主神经功能异常为主症。②可有过度劳累、精神刺激、暴饮暴食、月经来潮等诱因存在。③脑电图常规检查或诱发试验可见癫痫波型

治疗	发作期	大发作治疗：抽搐时间过长，可给予苯巴比妥钠
		癫痫持续状态治疗：地西泮缓慢静注（首选），苯妥英钠缓慢静注，异戊巴比妥钠缓慢静注，10%水合氯醛保留灌肠
	发作间歇期	①苯妥英钠（治疗大发作）。②卡马西平（部分性发作首选）。③丙戊酸（大发作合并典型失神发作首选）。④苯巴比妥（小儿癫痫首选）。⑤托吡酯。⑥拉莫三嗪。⑦手术治疗（癫痫病灶切除术）

考点　短暂性脑缺血发作 ★

病因和发病机制	①动脉粥样硬化。②血液动力学改变。③微栓塞等	
临床表现	颈内动脉系统TIA	一过性单眼失明或视觉障碍,发作性偏身瘫痪或单肢瘫痪,发作性偏身感觉障碍或单肢感觉障碍,发作性偏盲或视野缺损
	椎-基体动脉系统TIA	发作性眩晕、眼球震颤、单眼或双眼皮质盲或视野缺损,或复视、共济失调、吞咽困难、构音障碍和交叉性瘫痪、短暂性全面遗忘等
诊断	主要依据病史,中老年患者突然出现一过性局限性神经功能缺失的症状和体征,持续时间短暂,24小时内症状和体征消失,急诊CT或MRI检查未发现与症状相关的病灶,即可诊断TIA	
治疗	①低脂饮食,戒烟戒酒,规律适量运动,有效控制高血压、糖尿病等。②抗血小板聚集:阿司匹林、氯吡格雷等。③抗凝治疗:低分子量肝素、华法林。④外科治疗:颈动脉内膜切除术、颈动脉血管成形术及支架置入术	

考点　脑梗死

病因与发病机制	脑血栓形成：脑动脉粥样硬化（最常见）、动脉炎、药源性病因、血液系统疾病等。脑栓塞：心源性（最常见）、骨折、寄生虫卵、癌细胞、肾病综合征高凝状态等	
临床表现	脑血栓形成	①在安静或睡眠中发病，起病较缓，症状在数小时或1~2天内达高峰。②颈内动脉闭塞综合征：一过性黑矇、Horner综合征病变对侧偏瘫、皮质感觉障碍等。③典型的"三偏征"。④大脑前动脉病变：对侧中枢性面、舌瘫、强握、吸吮反射、精神障碍等。⑤大脑后动脉：对侧同向偏盲及丘脑综合征等。⑥椎-基底动脉：眩晕、呕吐、共济失调等。⑦小脑后下动脉或椎动脉：延髓背外侧综合征、中脑腹侧综合征、脑桥腹外侧综合征、闭锁综合征等
	脑栓塞	以青壮年多见，多在活动中发病，无明显前驱症状，病情可在数秒内达高峰，神经功能缺失表现同脑血栓形成，有复发和出血的倾向
实验室检查	①颅脑CT或MRI可显示出血性或缺血性梗死变化。②腰椎穿刺（颅内压增高者慎行）。③经颅多普勒检查。④DSA、MRA可诊断狭窄、闭塞部位	
治疗（急性期）	一般治疗：①保持呼吸道通畅。②控制血压。③控制血糖。④控制脑水肿。⑤预防感染。⑥防治消化道出血。⑦维持水、电解质平衡。⑧预防深静脉血栓形成。	
	溶栓治疗：重组型纤溶酶原激活剂和尿激酶；抗血小板聚集：阿司匹林、氯吡格雷等；抗凝治疗：低分子肝素；神经保护治疗：胞二磷胆碱等；降纤治疗：巴曲酶；介入治疗	

考点 脑出血 ★

临床表现	①常于体力活动或情绪激动时发病,发作时常有呕吐、头痛、意识障碍和神经缺失症状	
	② 局限性定位体征	壳核出血(内囊外侧型):典型的三偏征(偏瘫、偏盲、偏身感觉障碍)
		丘脑出血(内囊内侧型):三偏征,以感觉障碍明显
		脑叶出血:抽搐发作和脑膜刺激征多较明显
		桥脑出血:重型者呈去大脑性强直或四肢瘫痪,轻型者有交叉性麻痹和感觉障碍
		小脑出血:轻型为眩晕、眼球震颤、共济失调,重型者昏迷、中枢性呼吸困难
		脑桥出血:患者针尖样瞳孔、昏迷深、高热和去大脑性强直
实验室检查	①急性期:CT可见高密度血肿灶。②MRI:对脑干出血、脑血管畸形、脑肿瘤较敏感。③腰穿:脑脊液多含血和压力升高	
诊断	①高血压病史,50岁以上,有血压控制不良史。②活动或情绪激动时起病,突发剧烈头痛伴呕吐,多有意识障碍,CT见脑内高密度区	
治疗	①控制脑水肿,降低颅内压。②控制高血压,但血压不宜降得过低,以防供血不足。③亚低温治疗。④止血	

考点　蛛网膜下腔出血

临床表现	①头痛与呕吐：突发剧烈头痛、呕吐、颜面苍白、全身冷汗。②意识障碍和精神症状：多数患者无意识障碍，但可有烦躁不安。③脑膜刺激征。④其他临床症状：如低热、腰背腿痛。亦可见轻偏瘫，视力障碍
实验室检查	①脑脊液早期为血性，离心后呈淡黄色。②脑血管造影。③头颅 CT 扫描，表现为颅底脑池、脑沟及外侧裂的高密度影
治疗	绝对卧床休息 4~6 周，治疗基本同脑出血

第九单元　常见急危重症

考点　休克

病理学特征	重要脏器组织微循环灌流不足、代谢紊乱、炎症反应和全身各系统的功能障碍	
各期休克的表现	休克早期（微血管痉挛期）	面色苍白、四肢冰凉、出冷汗、口唇四肢末梢轻度发绀
	休克期（微血管扩张期）	全身皮肤青紫与苍白交织、发凉、口干明显
	休克晚期（微循环衰竭期）	全身静脉塌陷，皮肤发绀，四肢厥冷，冷汗黏稠

续表

诊断（符合第①及②③④中的两项和⑤⑥⑦中的1项即可诊断）	①有诱发休克的诱因。②意识障碍。③脉搏细速大于100次/分或不能触及。④四肢湿冷，黏膜苍白或发绀，尿量<30mL/h。⑤收缩压<80mmHg。⑥脉压差<20mmHg。⑦高血压患者收缩压较基础血压下降30%以上
抗休克治疗	①补充血容量。②纠正电解质与酸碱平衡失调
	血管活性药：拟肾上腺素类（多巴胺、多巴酚丁胺、异丙肾上腺素、肾上腺素、去甲肾上腺素、间羟胺、肾上腺素能α受体阻滞剂-酚妥拉明），抗胆碱类（阿托品、东莨菪碱和山莨菪碱）

内科学

考点　急性上消化道出血

临床表现	①呕血和黑便：特征性表现。②失血性周围循环衰竭。③发热：一般不超过38.5℃。④氮质血症。⑤贫血	
诊断	①有原发病。②呕血和黑便。③出血性休克。④发热。⑤氮质血症。⑥内镜可发现出血源	
治疗	卧床休息，保持安静	
	积极补充血容量	
	止血	食管胃静脉曲张破裂大出血	①药物止血：垂体后叶素静注，生长抑素。②气囊压迫止血。③内镜治疗：硬化栓塞疗法、食管静脉曲张套扎术。④经皮经颈静脉肝穿刺肝内门体分流术。⑤手术治疗
		非静脉曲张破裂大出血	①提高胃内pH值：抑制胃酸分泌（西咪替丁、雷尼替丁）或质子泵抑制剂（奥美拉唑等）。②局部止血：冰盐水洗胃等。③内镜下止血。④手术治疗

考点　急性中毒

急性一氧化碳中毒

临床表现	①轻度：剧烈头痛、头晕、乏力、恶心、呕吐、视物不清、嗜睡、意识模糊。②中度：神志不清，皮肤、黏膜呈明显樱桃红色，伴多汗、烦躁不安，逐渐出现意识障碍。③重度：进入昏迷状态，伴反复惊厥发作，大小便失禁，血压下降，呼吸不规则，瞳孔扩大，各种反射减弱甚至消失，体温升高。④迟发性脑病：精神、意识障碍，锥体外系功能障碍，锥体系功能障碍，大脑皮层局灶性功能缺失，周围神经炎等
治疗	①平卧位休息，保暖，保持呼吸道通畅。②纠正吸氧：高压氧舱为最有效的治疗方法。③防治脑水肿：25%甘露醇或/和糖皮质激素、利尿剂治疗。④对症处理：纠正水、电解质失衡，防治感染

急性有机磷杀虫药中毒

临床表现	①毒蕈碱样表现：出现最早，是副交感神经末梢兴奋所致。②烟碱样表现：血压增高，心跳加快，心律失常。③中枢神经系统：头晕，头痛，疲乏，共济失调，烦躁不安，谵妄，抽搐和昏迷。④迟发性脑病。⑤急性中毒24小时后突然发生死亡，称"中间综合征"。⑥局部皮损：过敏性、剥脱性皮炎
治疗	①迅速清除毒物立即离开现场，2%碳酸氢钠溶液（敌百虫中毒者禁用）或高锰酸钾溶液反复洗胃。②特效解毒药的应用：胆碱酯酶复活剂（碘解磷定和氯磷定、双复磷）；抗胆碱药（阿托品）。③对症治疗：维持正常心肺功能，保持呼吸道通畅

第十二篇

传染病学

第十二篇

化学教学

第一单元　病毒感染

考点　病毒性肝炎

病毒性肝炎的病原学、流行病学、发病机制、病理

		甲型	戊型	乙型	丙型	丁型
病原学		RNA 病毒		DNA 病毒	RNA 病毒	
流行病学	传染源	急性期患者和亚临床感染者		急、慢性患者和无症状 HBsAg 携带者		
	传播途径	粪 - 口		①输血及血制品。②母婴传播。③性传播		
	易感人群	没有特异性免疫力的人群		遍普易感		乙肝患者
发病机制		①免疫途径破坏肝细胞。②直接损伤肝细胞				
病理		①肝细胞变形和坏死。②炎症渗出反应。③肝细胞再生。④纤维组织增生				

急性肝炎的临床表现

分型	分期	临床表现
急性黄疸型肝炎（甲、戊肝）	黄疸前期	消化道症状——乏力，食欲减退，恶心呕吐，肝区胀痛，腹胀
	黄疸期	消化道症状轻，黄疸加深，皮肤瘙痒，大便淡灰白色，肝大触痛
	恢复期	肝脾回缩，肝功能正常
急性无黄疸型肝炎（急性丙型肝炎）		同黄疸前期

慢性肝炎的临床表现

分度	临床表现
轻度	病程超过半年，肝功能轻度异常，或反复波动
中度	症状和体征介于轻度和重度之间
重度	明显或持续的肝炎（乏力、食欲不振、尿黄便溏），肝病面容，蜘蛛痣，脾大，无门脉高压

重型肝炎、淤胆型肝炎、肝炎肝硬化的临床表现 ★

分型		临床表现	
重型肝炎	急性重型肝炎	①极度乏力，严重消化道症状；②精神、神经症状；③明显出血倾向；④凝血酶原时间显著延长及 PTA<40%；⑤黄疸进行性加深；⑥肝臭，扑翼样震颤，胆酶分离等	2周内出现以Ⅱ度以上肝性脑病为特征的肝衰竭综合征
	慢性加急（亚急性）重型肝炎		慢性肝病基础上出现的急性或亚急性肝功能失代偿
	慢性重型肝炎		腹水或门脉高压、凝血功能障碍和肝性脑病等
淤胆型肝炎		肝内胆汁淤积，皮肤瘙痒、大便灰白、肝肿大，肝功能检查血清胆红素明显升高	
肝炎肝硬化		门脉高压，肝缩小、脾增大、门静脉增宽等	

病毒性肝炎的肝功能检查

检查项目	检查结果
血清转氨酶	↑
血清胆红素	↑
蛋白质	白蛋白↓,球蛋白↑,A/G↓
凝血酶原时间（PT）	↑
凝血酶原活动度（PTA）	↓
血胆固醇（Gh）	肝病严重↓,淤胆型肝炎↑
转肽酶（GGT）	↑
碱性磷酸酶（ALP）	↑
甲胎蛋白（AFP）	↑

考点　流行性感冒

病原学	流感病毒属正黏病毒科；100℃ 1分钟或56℃ 30分钟灭活	
流行病学	传染源	流感患者、隐性感染者
	传播途径	呼吸道-空气飞沫传播
	易感人群	普遍易感
	流行特征	突然暴发，迅速蔓延，波及面广，有季节性，流行6~8周自然停止。甲流——暴发流行，乙流——局部流行/散发
发病机制	病毒在呼吸道上皮细胞内复制，使其变性、坏死、溶解，产生炎症反应	
病理	单纯型流感	纤毛柱状上皮细胞的变性坏死，黏膜充血水肿、单核细胞浸润
	肺炎性流感	肺充血水肿，支气管黏膜坏死，气道血性分泌物，黏膜下层灶性出血
临床表现	单纯型流感	骤起畏寒、发热、头痛、咽干、乏力等全身症状明显，呼吸道症状轻
	肺炎性流感	发病后24小时内出现高热、烦躁、呼吸困难、咳血痰和明显发绀
	并发症	呼吸道并发症——细菌性气管炎、细菌性支气管炎、细菌性肺炎
		肺外并发症——雷耶综合征、中毒性休克、骨骼肌溶解、心肌炎
检查	WBC↓或正常，淋巴细胞相对增加；病毒特异抗原及其核酸检查	
治疗	隔离、早期治疗、支持治疗、防治并发症、儿童忌用阿司匹林；抗病毒药——奥司他韦	

考点　人感染高致病性禽流感

	病原学	禽流感病毒属正黏病毒科
流行病学	传染源	病禽、带毒的禽，感染 H5N1 亚型病毒的鸡鸭
	传播途径	呼吸道传播
	易感人群	人类对禽流感病毒不易感
	发病机制	引起反应性嗜血细胞综合征，导致器官严重的病理损伤
	病理	肺泡和支气管黏膜损伤，肺实质出血、坏死，肺泡内大量淋巴细胞浸润
	临床表现	发热，体温多持续在 39℃ 以上，可伴有眼结膜炎、流涕、鼻塞、咳嗽
检查	血常规	白细胞、淋巴细胞和血小板减少
	血生化	ALT↑、AST↑
	病原及血清学	从患者呼吸道标本中分离禽流感病毒
治疗	对症治疗	解热药、缓解鼻黏膜充血药、止咳祛痰药。儿童忌用阿司匹林制剂
	抗流感病毒	①神经氨酸酶抑制剂——奥司他韦。②离子通道 M_2 阻滞剂——金刚烷胺、金刚乙胺

考点 艾滋病

艾滋病的病原学、流行病学、发病机制、病理

病原学		单链 RNA 病毒
流行病学	传染源	艾滋病患者和无症状携带者
	传播途径	①性接触;②血源传播(输血注射、器官移植);③母婴传播
	易感人群	普遍易感
	流行特征	95% 以上均是通过性途径感染
发病机制		①HIV 借助 gp120 在体内复制。②HIV 破坏 CD_4^+ T 淋巴细胞→细胞免疫缺陷
病理		淋巴结病变,神经胶质灶性坏死,血管周围炎,脱髓鞘改变

艾滋病的临床表现

分期	临床表现
急性 HIV 感染期	①发热、头痛、眼眶痛、肌肉痛、咽痛、淋巴结肿大。②无瘙痒的红斑疹。③口腔念珠菌病和食管或肛肠溃疡。④中枢神经系统病变。⑤胃肠道症状(呕吐腹泻)
无症状感染期	临床无症状,血清检出 HIV 及 HIV 核心蛋白和包膜蛋白抗体,有传染性
艾滋病期	①发热、盗汗、腹泻,体重减轻 10% 以上。②神经精神症状(头痛、癫痫、进行性痴呆、下肢瘫痪)。③持续性全身淋巴结肿大

艾滋病的并发症

呼吸系统——卡氏肺孢子菌肺炎	皮肤——带状疱疹
中枢神经系统——病毒性脑膜炎	眼部——巨细胞病毒性视网膜炎
消化系统——肠道隐孢子虫感染	肿瘤——卡波西肉瘤
口腔——鹅口疮	

艾滋病的检查、诊断

检查	免疫学检查		CD_4^+ T 淋巴细胞减少，$CD_4^+/CD_8^+ \leq 1.0$
	病原学检查	抗体检测（金标准）	包括筛查试验（ELISA、快速检测）和确认试验（免疫印迹法），筛查试验阳性需经确认试验确定
		抗原检测	用 ELISA 法测血清 p24 抗原
诊断	急性感染期：有流行病学史和相关临床表现，实验室 HIV 抗体由阴性转为阳性，或仅实验室检查 HIV 抗体由阴性转为阳性		

考点 流行性出血热

流行性出血热的病原学、流行病学、发病机制、病理、临床表现

病原学		汉坦病毒属，单股负链 RNA 病毒
流行病学	传染源	黑线姬鼠和褐家鼠
	传播途径	呼吸道、消化道、接触、垂直、虫媒传播
	流行特征	地区性（欧亚），季节性，人群分布（青壮年男性农民多见）
发病机制		直接侵犯和诱导免疫损伤
病理		全身小血管和毛细血管内皮细胞变性、坏死，肾脏病变最明显
临床表现	发热期	①感染中毒症状——"三痛"（头痛、腰痛、眼眶痛）。②毛细血管损伤——"三红"（颜面、颈部、上胸部呈弥漫性潮红）。③肾脏损伤——蛋白尿、血尿、少尿
	低血压休克期	热退后病情反而加重，出现低血容量休克
	少尿期	24 小时尿量 <400mL 为少尿，<50mL 为无尿，内脏出血，氮质血症
	多尿期	水电解质紊乱，甚至出现感染性休克
	恢复期	24 小时尿量恢复到 2000mL 以内

流行性出血热的检查、诊断、治疗 ★

检查	血常规	WBC↑
	尿常规	大量尿蛋白、尿中出现膜状物
	生化	尿素氮和肌酐↑
	凝血	血小板↓
诊断		发热、出血、肾脏受损症状；"三痛""三红"；热退病重；典型的五期经过
治疗	发热期	①抗病毒（利巴韦林）。②减轻外渗（芦丁、VC）。③改善中毒症状（地塞米松）
	低血压休克期	①补充血容量。②纠正酸中毒（碳酸氢钠）。③血管活性药物与肾上腺皮质激素
	少尿期	①补液维持水电解质。②高糖、高维生素、低蛋白饮食减少蛋白分解。③碳酸氢钠纠正代酸。④呋塞米促进利尿。⑤甘露醇导泻和放血疗法。⑥透析
	多尿期	①口服补液盐。②注意口腔卫生

考点 狂犬病

病原学		病死率几乎为100%。狂犬病毒易被紫外线、甲醛、碘酒等灭活
流行病学	传染源	主要是病犬,其次是猫和狼
	传播途径	病兽咬伤、抓伤传播、器官移植等
	易感人群	普遍易感
发病机制		感染过程分为局部组织内小量繁殖期、侵入中枢神经期、向各器官扩散期
病理		主要为急性弥漫性脑脊髓炎
表现	前驱期	发热、头痛、乏力、恶心、周身不适,对光敏感,有咽喉紧缩感
	急性神经症状期 狂躁型	极度恐惧、恐水、恐风,体温可达40℃,可出现精神失常
	急性神经症状期 麻痹型	高热、头痛等为开始,继见肢体软弱、腹胀、共济失调等
	麻痹期	痉挛减少,出现迟缓性瘫痪
治疗		隔离患者、对症治疗、抗病毒治疗
预防		①管理传染源(捕杀病犬)。②处理伤口(挤压出血,肥皂水冲洗,反复涂拭碘酊)。③预防接种

考点 流行性脑脊髓膜炎、流行性乙型脑炎 ★

流行性脑脊髓膜炎和流行性乙型脑炎的病原学、流行病学、发病机制与病理

病名		流行性脑脊髓膜炎（细菌感染）	流行性乙型脑炎（病毒感染）
病原学		脑膜炎奈瑟菌，分为 A 群（大流行，我国主要流株）、B 群、C 群	虫媒病毒乙组的黄病毒科；对热、乙醚和酸敏感，100℃ 2min、56℃ 半小时灭活
流行病学	传染源	带菌者和病人	主要为猪，蝙蝠可为长期寄存宿主
	传播途径	呼吸道飞沫直接传播	蚊虫叮咬
	易感人群	6 个月~2 岁的儿童常见	普遍易感（隐性感染），可获得持久免疫
	流行特征	冬春季发病，流行菌株以 A 群为主	严格的季节性（7~9 月）
发病机制		细菌→血液→短暂的菌血症后的败血症→内毒素→血脑屏障→脑脊髓膜	病毒侵袭致神经细胞坏死、胶质细胞增生及炎性细胞浸润
病理		败血症期：血管内皮损害；脑膜炎期：软脑膜、蛛网膜（化脓性炎症）	神经细胞肿胀、变性及坏死；脑实质淋巴细胞和大单核细胞浸润

流行性脑脊髓膜炎和流行性乙型脑炎的临床表现、实验室检查

病名		流行性脑脊髓膜炎	流行性乙型脑炎
临床表现		①前驱期：上呼吸道感染症状。②败血症期：毒血症——皮疹、瘀点瘀斑。③脑膜炎期：中枢神经症状——头痛呕吐、烦躁谵妄；脑膜刺激征（+）	①初期：急骤，发热，头痛（最常见、最早出现），食欲不振，呕吐。②极期：高热，意识障碍，惊厥或抽搐，呼吸衰竭，颅内高压及脑膜刺激征（+）
实验室检查	血象	WBC↑，以中性粒细胞为主	
	脑脊液	脑脊液压力↑	
		尿蛋白↑，糖↓，氯化物↓	糖及氯化物正常
	血清学	细菌培养（+），流脑特异性血清免疫检测（+）	血清特异性 IgM 或脑脊液抗原检测（+）

流行性脑脊髓膜炎和流行性乙型脑炎的鉴别诊断、治疗

	流行性脑脊髓膜炎	流行性乙型脑炎
鉴别诊断	结核性脑膜炎——脑脊液毛玻璃样改变 中毒型菌痢——脑膜刺激征（-）	

	流行性脑脊髓膜炎	流行性乙型脑炎
治疗	①抗菌：青霉素（首选）、头孢菌素、氯霉素或磺胺类药。②对症：脱水降颅压。③暴发型：抗休克（扩充血容量、纠正酸中毒、血管活性药）	①降温：物理降温，药物降温，亚冬眠疗法。②止痉：20%甘露醇快速静滴或静推，地西泮，巴比妥钠。③防治呼吸衰竭：氧疗；脑水肿用脱水剂；呼吸兴奋剂——山梗菜碱；吸痰、加强翻身引流；血管扩张剂——东莨菪碱

第三单元 细菌感染

考点 伤寒

伤寒的病原学、流行病学、发病机制、病理、临床表现

病原学	伤寒杆菌（沙门菌属 D 组），对热抵抗力不强
流行病学	粪－口传播，水和食物污染是主因
发病机制	伤寒杆菌→肠壁淋巴结繁殖→菌血症→内毒素→全身器官及皮肤→再度侵入原已致敏的肠壁→溃疡、出血、穿孔

续表

病理		全身单核-巨噬细胞系统的增生性反应，回肠末端的集合淋巴结和孤立淋巴结显著
临床表现	典型伤寒 初期	缓慢起病，弛张热
	典型伤寒 极期	高热，特殊中毒面容，相对缓脉，皮疹（玫瑰疹），肝脾大
	典型伤寒 缓解期	体温下降，食欲好转，腹胀消失
	不典型伤寒 轻型	全身毒血症状轻，多见于发病前曾接受伤寒菌苗注射者
	不典型伤寒 暴发型	毒血症状严重，有畏寒、高热、腹痛、腹泻、中毒性脑病、心肌炎、休克
	不典型伤寒 迁延型	发热持续不退，可至45~60天之久，伴有慢性血吸虫病的伤寒患者常属此型
并发症		肠出血，肠穿孔，中毒性心肌炎，中毒性肝炎，溶血性尿毒综合征

伤寒的实验室检查、治疗

实验室检查	常规检查	白细胞↓、便隐血试验（+）
	血清学	肥达反应（+）——"O"抗体凝集效价≥1:80，"H"抗体凝集效价≥1:160，或"O"抗体效价有4倍以上升高，才有诊断价值
	病原学	①细菌培养是确诊依据，病程第1周阳性率达80%。②骨髓培养阳性率达90%。③粪便培养，病程第3~4周阳性率最高，达75%。④尿培养，病程第3~4周阳性率25%
治疗		氟喹诺酮类药物为首选，第二、三代头孢菌素适用于孕妇、儿童、哺乳期妇女

考点 细菌性痢疾、霍乱 ★

病名	细菌性痢疾	霍乱
病原学	痢疾杆菌属肠杆菌科志贺菌属，B群常见	霍乱弧菌，O_1群是主要流行株
流行病学	粪–口传播	经水传播、暴发型与慢性迁延散发型
发病机制	志贺菌→肠黏膜上皮细胞（乙状结肠和直肠为主）繁殖→肠黏膜炎症、坏死→黏液脓血便	小肠黏膜黏液层→霍乱肠毒素→隐窝细胞+杯状细胞分泌并抑制绒毛膜吸收→米泔水大便
病理	急性弥漫性纤维蛋白渗出性炎症	皮肤干燥发绀，内脏浆膜干黏
表现	急性菌痢：①典型菌痢：发热、腹痛、腹泻、里急后重、黏液或脓血便。②中毒型菌痢：感染性休克，剧烈头痛、昏迷等中枢神经系统表现。慢性菌痢：病程超2个月	①泻吐期：剧烈腹泻，米泔/洗肉水样便；先泻后吐，喷射状；无里急后重及发热。②脱水期：低钾（肠胀气），低钠（肌肉痉挛），代酸（深大呼吸）
检查	WBC≥15/HP，便培养志贺菌是金标准	便培养O_1群或O_{139}群霍乱弧菌，血清凝集试验呈4倍以上/杀弧菌抗体8倍以上增长

续表

病名	细菌性痢疾	霍乱
鉴别	大便培养阳性前5天内有腹泻症状,为轻型霍乱	
治疗	喹诺酮类、磺胺、头孢类、阿奇霉素	补液疗法:541液,最初2h输入2000~4000mL

考点 结核病

病原学		人结核分枝杆菌为人类结核病的病原体
流行病学	传染源	开放性肺结核患者的排菌
	传播途径	呼吸道、消化道、垂直、经皮肤伤口感染和上呼吸道直接接种传播
	易感人群	社会经济落后地区人群
发病机制		T细胞介导的细胞免疫对结核病发病、演变及转归产生决定性影响
病理		渗出型、增生型病变,干酪样坏死

续表

临床表现		以肺结核表现为主。①发热（多为长期低热），伴乏力、夜间盗汗等。②浸润性病灶咳嗽轻微，干咳或仅有少量黏液痰。合并支气管结核则咳嗽加剧，刺激性呛咳，伴局限性哮鸣。③继发型肺结核听诊闻及细湿啰音等	
检查	细菌学检查	痰结核分枝杆菌检查（最特异），抗酸杆菌阳性肺结核诊断即基本成立	
	X线检查	原发型肺结核	肺内原发灶、淋巴管炎和肿大的肺门或纵隔淋巴结组成的哑铃状病灶
		急性血行播散型肺结核	粟粒状阴影
		继发性肺结核	云絮片状，或斑点（片）结节状，干酪性病变密度偏高面不均匀，常有透亮区或空洞形成
预防		①建立防治系统。②早期发现和彻底治疗患者。③疫苗	

考点 布鲁菌病

布鲁菌病的病原学、流行病学

病原学		布鲁菌属是一组革兰阴性短小杆菌
流行病学	传染源	羊、牛、猪、犬、鹿、马、骆驼等
	传播途径	经皮肤及黏膜接触、消化道、呼吸道传染,苍蝇携带,蜱虫叮咬等
	易感人群	普遍易感
	流行特征	主要流行于西北、东北、青藏高原及内蒙古等牧区,发病高峰于春夏之间,我国以牛种菌和羊种菌为主要病原体
发病机制		布鲁菌→淋巴结→局部原发病灶→吞噬细胞破裂→内毒素→菌血症、毒血症、败血症
病理		几乎所有组织器官均可被侵犯,以单核-吞噬细胞系统最常见
临床表现	急性感染	发热(多为不规则热,少数为典型波状热)、多汗、乏力、肌肉和关节疼痛、睾丸肿痛等。
	慢性感染	全身性非特异性症状、器质性损害
	并发症和后遗症	①血液系统:贫血等。②眼睛:视神经炎等。③神经及精神系统:脑膜炎等。④心血管系统:心内膜炎等。⑤运动系统:关节疼痛、畸形和功能障碍等

布鲁菌病的实验室检查、治疗

实验室检查	外周血象	白细胞计数正常或↓,淋巴细胞相对或绝对↑,可出现少数异型淋巴细胞,ESR 在急性期加快		
	病原学检查	急性期细菌培养阳性率高		
	免疫学检查	虎红平板(RBPT)或平板凝集试验(PAT)结果为阳性,用于初筛;酶联免疫吸附试验(ELISA)灵敏性和特异性均较好		
治疗	对症和一般治疗	休息,补充营养,高热者物理降温,持续不退者用退热剂;合并睾丸炎者短期加用小剂量糖皮质激素;合并脑膜炎者需脱水		
	急性感染	病原治疗	成人及 8 岁以上儿童	多西环素联合利福平或链霉素
			8 岁以下儿童	利福平联合复方新诺明或氨基糖苷类
			孕妇	利福平联合复方新诺明。妊娠 2 周内用三代头孢菌素类药物联合复方新诺明
			并发症	三联或三联以上药物
	慢性感染	病原治疗、脱敏治疗及对症治疗		

第十三篇

医学伦理学

考点 医学伦理学与医学目的、医学模式、中国医学的道德传统

	细目	要点	记忆点
医学伦理学与医学目的、医学模式	医学伦理学	研究对象	①医务人员与患者（包括患者家属）的关系。②医务人员之间的关系。③医务人员与社会的关系。④医务人员与医学发展的关系
	医学模式	医学模式的类型	生物－心理－社会医学模式
中国医学的道德传统	中国古代医学家的道德境界		张仲景："上以疗君亲之疾，下以救贫贱之厄"
			孙思邈："论大医习业""论大医精诚"

考点 医学伦理学的理论基础

细目	要点	记忆点
生命论	生命神圣论	人的生命不可侵犯
	生命质量论	①主要质量：个体的身体或智力状态。②根本质量：生命的意义和目的，与其他人在社会和道德上的相互作用。③操作质量：如智商
	生命价值论	生命的内在价值与外在价值统一
人道论	核心内容	尊重病人的生命、人格、权利

考点 医学道德的规范体系

细目	要点	记忆点
医学道德原则	内容	尊重、无伤、公正
医学道德情感	概念	对患者、对医疗卫生工作的职业态度和内心体验
	内容	同情感、责任感、事业感
医学道德良心	概念	在履行义务的过程中形成的道德责任感和自我评价能力
	作用	医疗行为前的选择作用,医疗行为中的监督作用,医疗行为后的评价作用

考点 处理与患者关系的道德要求

细目	要点		记忆点
医患关系的特点	医患关系	技术方面	医患间因诊疗方案、措施的制定和实施而产生的关系
		非技术方面	医患交往过程中在社会、法律、道德、心理、经济等方面建立起来的人际关系
	模式		主动-被动型、指导-合作型、共同参与型
与患者沟通的道德要求	与患者沟通的原则		尊重、自律、科学原则

考点 临床诊疗的道德要求

细目	要点	记忆点
临床诊疗的道德原则	临床诊疗的道德原则	最优化原则（最普通、最基本）、知情同意原则、保密原则、生命价值原则
临床诊断的道德要求	中医四诊的道德要求	安神定志、实事求是
	辅助检查的道德要求	①目的明确，诊治需要。②知情同意，尽职尽责。③综合分析，切忌片面。④密切联系，加强协作
	药物治疗的道德要求	①对症下药，剂量安全。②合理配伍，细致观察。③节约费用，公正分配
新技术临床应用的道德要求	人体器官移植的伦理原则	知情同意、尊重、效用、禁止商业化、保密、伦理审查原则
	人类胚胎干细胞研究和应用的伦理原则	尊重、知情同意、安全和有效、防止商品化原则

考点 医学研究的道德要求、医学道德的评价与良好医德的养成

	细目	要点	记忆点
医学研究的道德要求	人体试验的道德要求	人体试验的道德原则	知情同意、维护病人利益、医学目的、伦理审查与科学审查统一原则
医学道德的评价与良好医德的养成	医学道德评价	医学道德评价的标准	疗效、社会、科学标准
	医学道德评价的依据	医学道德评价的方式	内心信念、社会舆论、传统习俗

第十四篇

卫生法规

考点 卫生法的概念和渊源、卫生法律责任

	细目	要点	记忆点	
卫生法的概念和渊源	概念和渊源	渊源	《宪法》	国家的根本大法，由全国人民代表大会制定
			法律	包括由全国人民代表大会制定的基本法律和由全国人民代表大会常务委员会制定的非基本法律，其法律效力仅次于宪法
			卫生行政法规	国务院根据宪法和法律制订行政法规，由总理签署国务院令公布
	基本原则和作用	基本原则	卫生保护、预防为主、公平、保护社会健康、患者自主原则	
卫生法律责任	卫生民事责任	承担方式	停止侵害；排除妨碍；消除危险；返还财产；恢复原状；修理、重作、更换；继续履行；赔偿损失（主要形式）；支付违约金；消除影响、恢复名誉；赔礼道歉	
	行政责任	种类	警告、记过、记大过、降级、撤职、开除等	
	刑事责任	方式	刑罚	主刑：管制、拘役、有期徒刑、无期徒刑、死刑
				附加刑：罚金、剥夺政治权利、没收财产

考点 中华人民共和国执业医师法

细目	要点	记忆点		
医师资格考试制度	执业、助理医师资格考试的条件	执业	本科以上	试用期满1年
			高等学校医学专科学历	取得助理医师执业证书后2年
			中等专业学校医学专业学历	取得助理医师执业证书后5年
		助理	高等/中等专业学校医学专科学历	试用期满1年
			师承/确有专长	经考核合格并推荐可报考
医师执业注册制度	注册条件及办理	受理申请的卫生行政部门应当自收到申请之日起三十日内准予注册		

考点　中华人民共和国药品管理法

细目	要点	记忆点	
禁止生产/配制、销售假药与劣药	假药	①药品所含成分与国家药品标准规定的成分不符。②以非药品/他种药品冒充。③变质的药品。⑤药品所标明的适应证/功能主治超出规定范围	
	劣药	药品成分的含量不符合国家药品标准；超过有效期的药品等	
特殊药品的管理	特殊药品的分类	麻醉药品、精神药品、医疗用毒性药品、放射性药品	
	麻醉药品和精神药品管理相关规定	为门（急）诊患者开具	①麻醉药品注射剂：一次常用量。②控缓释制剂：每张处方不得超过7日常用量。③其他剂型：每张处方不得超过3日常用量
		保存期限	①普通处方、急诊处方、儿科处方：1年。②医疗用毒性药品、第二类精神药品处方：2年。③麻醉药品和第一类精神药品处方：3年
	医疗用毒性药品管理的相关规定	每次处方剂量不得超过2日极量	

考点 中华人民共和国传染病防治法

细目	要点	记忆点	
概述	我国对传染病防治实行的方针	预防为主、防治结合、分类管理、依靠科学、依靠群众	
	法定传染病的分类	甲类	鼠疫、霍乱
		乙类	传染性非典型肺炎、艾滋病、病毒性肝炎、人感染高致病性禽流感、流行性出血热、狂犬病、流行性乙型脑炎、炭疽等
		丙类	流行性感冒、流行性腮腺炎、风疹、麻风病等
		对乙类传染病中传染性非典型肺炎、炭疽中的肺炭疽、脊髓灰质炎、新型冠状病毒感染的肺炎采取甲类传染病的预防、控制措施	
传染病预防与疫情报告	各级医疗机构和疾病预防控制机构在传染病预防控制中的职责	医疗机构	防止传染病的医源性感染和医院感染等
		疾病预防控制机构	实施预防控制计划、方案;传染病监测、预测;流行病学调查;开展实验室检测、诊断;普及知识等

续表

细目	要点	记忆点
传染病疫情控制措施	医疗机构发现传染病时应采取的措施	医疗机构发现甲类传染病时，应对病人、病原携带者予以隔离治疗；对疑似病人，确诊前在指定场所单独隔离治疗等

考点 突发公共卫生事件应急条例、医疗纠纷预防和处理条例、中华人民共和国中医药法

	细目	要点	记忆点
突发公共卫生事件应急条例	概述	应急工作的方针及原则	预防为主、常备不懈；统一领导、分级负责、反应及时、措施果断、依靠科学、加强合作
	报告与信息发布	报告时限要求	2小时内
医疗纠纷预防和处理条例	医疗纠纷的处理	病历资料、现场实物等的封存	对死因有异议的应在患者死亡后48h内进行尸检，具备尸体冻存条件的可延长至7日
中医药法	概述	发展中医药事业的方针	中西医并重

考点 《中华人民共和国基本医疗卫生与健康促进法》

细目	要点	记忆点
概述	尊重、保护公民的健康权	国家建立基本医疗卫生制度,建立健全医疗卫生服务体系,保护和实现公民获得基本医疗卫生服务的权利
基本医疗卫生服务	基本医疗卫生服务的组成	基本医疗卫生服务包括基本公共卫生服务和基本医疗服务。基本公共卫生服务由国家免费提供
医疗机构	医疗卫生机构的分类管理	国家对医疗卫生机构实行分类管理

附 录

中医经典

第一单元　内经

考点　素问·上古天真论

【原文】昔在黄帝，生而神灵，弱而能言，幼而徇齐，长而敦敏，成而登天。乃问于天师曰：余闻上古之人，春秋皆度百岁，而动作不衰；今时之人，年半百而动作皆衰者，时世异耶？人将失之耶？岐伯对曰：上古之人，其知道者，法于阴阳，和于术数，食饮有节，起居有常，不妄作劳，故能形与神俱，而尽终其天年，度百岁乃去。

考点　素问·四气调神大论

【原文】是故圣人不治已病治未病，不治已乱治未乱，此之谓也。夫病已成而后药之，乱已成而后治之，譬犹渴而穿井，斗而铸锥，不亦晚乎！

【原文】所以圣人春夏养阳，秋冬养阴。

【原文】夫四时阴阳者，万物之根本也。所以圣人春夏养阳，秋冬养阴，以从其根，故与万物沉浮于生长之门。逆其根，则伐其本，坏其真矣。

考点　素问·阴阳应象大论

【原文】治病必求于本。

【原文】阴味出下窍，阳气出上窍。味厚者为阴，薄为阴之阳。气厚者为阳，薄为阳之阴。味厚则泄，薄则通。气薄则发泄，厚则发热。壮火之气衰，少火之气壮。壮火食气，气食少火。壮火散气，少火生气。

【原文】善诊者，察色按脉，先别阴阳；审清浊，而知部分；视喘息，听音声，而知所苦；观权衡规矩，而知病所主。按尺寸，观浮沉滑涩，而知病所生。以治无过，以诊则不失矣。

【原文】故曰：病之始起也，可刺而已；其盛，可待衰而已。故因其轻而扬之，因其重而减之，因其衰而彰之。形不足者，温之以气；精不足者，补之以味。其高者，因而越之；其下者，引而竭之；中满者，写之于内；其有邪者，渍形以为汗；其在皮者，汗而发之；其慓悍者，按而收之；其实者，散而写之。审其阴阳，以别柔刚，阳病治阴，阴病治阳，定其血气，各守其乡，血实宜决之，气虚宜掣引之。

考点　素问·经脉别论

【原文】勇者气行则已，怯者则着而为病也。

【原文】生病起于过用。

【原文】食气入胃，散精于肝，淫气于筋。食气入胃，浊气归心，淫精于脉。脉气流经，经气归于肺，肺朝百脉，输精于皮毛。毛脉合精，行气于府，府精神明，留于四藏，气归于权衡，权衡以平。气口成寸，以决死生。饮入于胃，游溢精气，上输于脾，脾气散精，上归于肺，通调水道，下输膀胱。水精四布，五经并行。合于四时五藏阴阳，揆度以为常也。

考点　素问·太阴阳明论

【原文】帝曰：脾病而四支不用，何也？岐伯曰：四支皆禀气于胃，而不得至经，必因于脾，乃得禀也。今脾病不能为胃行其津液，四支不得禀水谷气，气日以衰，脉道不利，筋骨肌肉，皆无气以生，故不用焉。

【原文】脾者土也，治中央，常以四时长四藏，各十八日寄治，不得独主于时也。

考点　灵枢·本神

【原文】所以任物者谓之心，心有所忆谓之意，意之所存谓之志，因志而存变谓之思，因思而远慕谓之虑，因虑而处物谓之智。

【原文】生之来谓之精，两精相搏谓之神，随神往来者谓之魂，并精而出入者谓之魄。

考点　素问·生气通天论

【原文】阴者,藏精而起亟也;阳者,卫外而为固也。

考点　素问·举痛论

【原文】余知百病生于气也,怒则气上,喜则气缓,悲则气消,恐则气下,寒则气收,炅则气泄,惊则气乱,劳则气耗,思则气结。

考点　素问·至真要大论

【原文】诸风掉眩,皆属于肝。诸寒收引,皆属于肾。诸气膹郁,皆属于肺。诸湿肿满,皆属于脾。诸热瞀瘛,皆属于火。诸痛痒疮,皆属于心。诸厥固泄,皆属于下。诸痿喘呕,皆属于上。诸禁鼓栗,如丧神守,皆属于火。诸痉项强,皆属于湿。诸逆冲上,皆属于火。诸胀腹大,皆属于热。诸躁狂越,皆属于火。诸暴强直,皆属于风。诸病有声,鼓之如鼓,皆属于热。诸病胕肿,疼酸惊骇,皆属于火。诸转反戾,水液浑浊,皆属于热。诸病水液,澄澈清冷,皆属于寒。诸呕吐酸,暴注下迫,皆属于热。

【原文】逆者正治,从者反治,从少从多,观其事也。帝曰:反治何谓?岐伯曰:热因热用,寒因寒用;塞因塞用,通因通用。必伏其所主,而先其所因;其始则同,其终则异;可使破积,可使溃坚,可使气和,可使必已。

考点　灵枢·百病始生

【原文】风雨寒热不得虚,邪不能独伤人。卒然逢疾风暴雨而不病者,盖无虚,故邪不能独伤人。此必因虚邪之风,与其身形,两虚相得,乃客其形。两实相逢,众人肉坚,其中于虚邪也,因于天时,与其身形,参以虚实,大病乃成。

考点　素问·热论

【原文】治之各通其藏脉,病日衰已矣。其未满三日者,可汗而已;其满三日者,可泄而已。

考点　素问·评热病论

【原文】劳风法在肺下,其为病也,使人强上冥视,唾出若涕,恶风而振寒,此为劳风之病。帝曰:治之奈何? 岐伯曰: 以救俯仰。巨阳引。精者三日, 中年者五日, 不精者七日。咳出青黄涕, 其状如脓, 大如弹丸, 从口中若鼻中出, 不出则伤肺, 伤肺则死也。

考点 素问·咳论

【原文】黄帝问曰: 肺之令人咳, 何也? 岐伯对曰: 五藏六府皆令人咳, 非独肺也。帝曰: 愿闻其状。岐伯曰: 皮毛者, 肺之合也, 皮毛先受邪气, 邪气以从其合也。其寒饮食入胃, 从肺脉上至于肺, 则肺寒, 肺寒则外内合邪, 因而客之, 则为肺咳。五藏各以其时受病, 非其时, 各传以与之。人与天地相参, 故五藏各以治时, 感于寒则受病, 微则为咳, 甚者为泄为痛。乘秋则肺先受邪, 乘春则肝先受之, 乘夏则心先受之, 乘至阴则脾先受之, 乘冬则肾先受之。

考点 素问·痹论

【原文】凡痹之客五藏者, 肺痹者, 烦满, 喘而呕。心痹者, 脉不通, 烦则心下鼓, 暴上气而喘, 嗌干, 善噫, 厥气上则恐。肝痹者, 夜卧则惊, 多饮, 数小便, 上为引如怀。肾痹者, 善胀, 尻以代踵, 脊以代头。脾痹者, 四支解堕, 发咳, 呕汁, 上为大塞。肠痹者, 数饮而出不得, 中气喘争, 时发飧泄。胞痹者, 少腹膀胱按之内痛, 若沃以汤, 涩于小便, 上为清涕。

考点 素问·痿论

【原文】阳明者, 五藏六府之海, 主润宗筋, 宗筋主束骨而利机关也。冲脉者, 经脉之海也, 主渗灌溪谷, 与阳明合于宗筋, 阴阳揔宗筋之会, 会于气街, 而阳明为之长, 皆属于带脉, 而络于督脉。故阳明虚, 则宗筋纵, 带脉不引, 故足痿不用也。

考点 素问·异法方宜论

【原文】黄帝问曰: 医之治病也, 一病而治各不同, 皆愈, 何也? 岐伯对曰: 地势使然也。

考点 素问·汤液醪醴论

【原文】帝曰：形弊血尽而功不立者何？岐伯曰：神不使也。

【原文】平治于权衡，去宛陈莝，微动四极，温衣，缪刺其处，以复其形。开鬼门，洁净府，精以时服，五阳已布，疏涤五藏。

考点 素问·标本病传论

【原文】小大不利治其标，小大利治其本。

考点 灵枢·决气

【原文】余闻人有精、气、津、液、血、脉，余意以为一气耳，今乃辨为六名，余不知其所以然。岐伯曰：两神相搏，合而成形，常先身生，是谓精。何谓气？岐伯曰：上焦开发，宣五谷味，熏肤，充身，泽毛，若雾露之溉，是谓气。何谓津？岐伯曰：腠理发泄，汗出溱溱，是谓津。何谓液？岐伯曰：谷入气满，淖泽注于骨，骨属屈伸，泄泽补益脑髓，皮肤润泽，是谓液。何谓血？岐伯曰：中焦受气取汁，变化而赤，是谓血。何谓脉？岐伯曰：壅遏营气，令无所避，是谓脉。

【原文】精脱者，耳聋；气脱者，目不明；津脱者，腠理开，汗大泄；液脱者，骨属屈伸不利，色夭，脑髓消，胫酸，耳数鸣；血脱者，色白，夭然不泽，其脉空虚，此其候也。

第二单元　伤寒论

考点 辨太阳病脉证并治

【原文】太阳之为病，脉浮，头项强痛而恶寒。（1条）

【原文】太阳中风，阳浮而阴弱，阳浮者热自发，阴弱者汗自出，啬啬恶寒，淅淅恶风，翕翕发热，鼻鸣干呕者，桂枝汤主之。（12条）

【原文】太阳病，桂枝证，医反下之，利遂不止，脉促者，表未解也，喘而汗出者，葛根黄芩黄连汤主之。(34条)

【原文】太阳病，头痛发热，身疼腰痛，骨节疼痛，恶风，无汗而喘者，麻黄汤主之。(35条)

【原文】伤寒表不解，心下有水气，干呕，发热而咳，或渴，或利，或噎，或小便不利，少腹满，或喘者，小青龙汤主之。(40条)

【原文】太阳病，发汗后，大汗出，胃中干，烦躁不得眠，欲得饮水者，少少与饮之，令胃气和则愈；若脉浮，小便不利，微热消渴者，五苓散主之。(71条)

【原文】伤寒五六日，中风，往来寒热，胸胁苦满，嘿嘿不欲饮食，心烦喜呕，或胸中烦而不呕，或渴，或腹中痛，或胁下痞硬，或心下悸，小便不利，或不渴，身有微热，或咳者，小柴胡汤主之。(96条)

【原文】伤寒二三日，心中悸而烦者，小建中汤主之。(102条)

【原文】小结胸病，正在心下，按之则痛，脉浮滑者，小陷胸汤主之。(138条)

【原文】伤寒汗出解之后，胃中不和，心下痞硬，干噫食臭，胁下有水气，腹中雷鸣，下利者，生姜泻心汤主之。(157条)

【原文】伤寒发汗，若吐若下，解后心下痞硬，噫气不除者，旋覆代赭汤主之。(161条)

【原文】伤寒若吐若下后，七八日不解，热结在里，表里俱热，时时恶风，大渴，舌上干燥而烦，欲饮水数升者，白虎加人参汤主之。(168条)

【原文】伤寒脉结代，心动悸，炙甘草汤主之。"(177条)

考点 辨阳明病脉证并治

【原文】阳明之为病，胃家实是也。(180条)

【原文】阳明病，发热汗出者，此为热越，不能发黄也。但头汗出，身无汗，剂颈而还，小便不利，渴引水浆

者,此为瘀热在里,身必发黄,茵陈蒿汤主之。(236条)

【原文】 三阳合病,腹满身重,难以转侧,口不仁,面垢,谵语遗尿。发汗则谵语,下之则额上生汗,手足逆冷。若自汗出者,白虎汤主之。(219条)

【原文】 阳明病,脉迟,虽汗出不恶寒者,其身必重,短气,腹满而喘,有潮热者,此外欲解,可攻里也。手足濈然汗出者,此大便已硬也,大承气汤主之;若汗多,微发热恶寒者,外未解也,其热不潮,未可与承气汤;若腹大满不通者,可与小承气汤,微和胃气,勿令至大泄下。(208条)

考点 辨少阳病脉证并治

【原文】 少阳之为病,口苦,咽干,目眩也。(263条)

考点 辨太阴病脉证并治

【原文】 太阴之为病,腹满而吐,食不下,自利益甚,时腹自痛。若下之,必胸下结硬。(273条)

【原文】 自利不渴者,属太阴,以其藏有寒故也,当温之,宜服四逆辈。(277条)

考点 辨少阴病脉证并治

【原文】 少阴之为病,脉微细,但欲寐也。(281条)

【原文】 少阴病,始得之,反发热,脉沉者,麻黄细辛附子汤主之。(301条)

【原文】 少阴病,得之二三日以上,心中烦,不得卧,黄连阿胶汤主之。(303条)

【原文】 少阴病,二三日不已,至四五日,腹痛,小便不利,四肢沉重疼痛,自下利者,此为有水气。其人或咳,或小便利,或下利,或呕者,真武汤主之。(316条)

【原文】 少阴病,下利清谷,里寒外热,手足厥逆,脉微欲绝,身反不恶寒,其人面色赤,或腹痛,或干呕,或咽痛,或利止脉不出者,通脉四逆汤主之。(317条)

【原文】 少阴病,四逆,其人或咳,或悸,或小便不利,或腹中痛,或泄利下重者,四逆散主之。(318条)

考点 辨厥阴病脉证并治

【原文】厥阴之为病，消渴，气上撞心，心中疼热，饥而不欲食，食则吐蛔，下之利不止。(326条)

【原文】手足厥寒，脉细欲绝者，当归四逆汤主之。(351条)

【原文】热利下重者，白头翁汤主之。(371条)

第三单元　金匮要略

考点 脏腑经络先后病脉证第一

【原文】问曰：上工治未病，何也？师曰：夫治未病者，见肝之病，知肝传脾，当先实脾。四季脾王不受邪，即勿补之。中工不晓相传，见肝之病，不解实脾，惟治肝也。

夫肝之病，补用酸，助用焦苦，益用甘味之药调之。酸入肝，焦苦入心，甘入脾。脾能伤肾，肾气微弱，则水不行，水不行，则心火气盛，则伤肺；肺被伤，则金气不行，金气不行，则肝气盛。故实脾，则肝自愈。此治肝补脾之要妙也。肝虚则用此法，实则不在用之。

经曰：虚虚实实，补不足，损有余，是其义也。余脏准此。(1)

【原文】夫人禀五常，因风气而生长，风气虽能生万物，亦能害万物，如水能浮舟，亦能覆舟。若五脏元真通畅，人即安和，客气邪风，中人多死。千般疢难，不越三条：一者，经络受邪，入脏腑，为内所因也；二者，四肢九窍，血脉相传，壅塞不通，为外皮肤所中也；三者，房室、金刃、虫兽所伤。以此详之，病由都尽。

若人能养慎，不令邪风干忤经络，适中经络，未流传脏腑，即医治之；四肢才觉重滞，即导引、吐纳、针灸、膏摩，勿令九窍闭塞；更能无犯王法、禽兽灾伤，房室勿令竭乏，服食节其冷热苦酸辛甘，不遗形体有衰，病则无由入其腠理。腠者，是三焦通会元真之处，为血气所注；理者，是皮肤脏腑之文理也。(2)

【原文】 夫病痼疾，加以卒病，当先治其卒病，后乃治其痼疾也。（15）

考点 痉湿暍病脉证治第二

【原文】 太阳病，关节疼痛而烦，脉沉而细者，此名湿痹。湿痹之候，小便不利，大便反快，但当利其小便。（14）

【原文】 风湿，脉浮，身重，汗出，恶风者，防己黄芪汤主之。（22）

防己一两　甘草半两（炒）　白术七钱半　黄芪一两一分（去芦）

上锉麻豆大，每抄五钱匕，生姜四片，大枣一枚，水盏半，煎八分，去滓温服，良久再服。喘者加麻黄半两；胃中不和者加芍药三分；气上冲者加桂枝三分；下有陈寒者加细辛三分。服后当如虫行皮中，从腰下如冰，后坐被上，又以一被绕腰以下，温令微汗，差。

考点 百合狐惑阴阳毒病脉证治第三

【原文】 论曰：百合病者，百脉一宗，悉致其病也。意欲食复不能食，常默默，欲卧不能卧，欲行不能行，饮食或有美时，或有不用闻食臭时，如寒无寒，如热无热，口苦，小便赤，诸药不能治，得药则剧吐利，如有神灵者，身形如和，其脉微数。

每溺时头痛者，六十日乃愈；若溺时头不痛，淅然者，四十日愈；若溺快然，但头眩者，二十日愈。其证或未病而预见，或病四五日而出，或病二十日，或一月微见者，各随证治之。（1）

【原文】 百合病不经吐、下、发汗，病形如初者，百合地黄汤主之。（5）

百合七枚（擘）　生地黄汁一升

上以水洗百合，渍一宿，当白沫出，出其水，更以泉水二升，煎取一升，去滓，内地黄汁，煎取一升五合，分温再服。中病，勿更服。大便当如漆。

考点 中风历节病脉证并治第五

【原文】 寸口脉浮而紧,紧则为寒,浮则为虚,寒虚相搏,邪在皮肤;浮者血虚,络脉空虚;贼邪不泻,或左或右;邪气反缓,正气即急,正气引邪,喎僻不遂。

邪在于络,肌肤不仁;邪在于经,即重不胜;邪入于腑,即不识人;邪入于脏,舌即难言,口吐涎。(2)

【原文】 诸肢节疼痛,身体魁羸,脚肿如脱,头眩短气,温温欲吐,桂枝芍药知母汤主之。(8)

桂枝四两　芍药三两　甘草二两　麻黄二两　生姜五两　白术五两　知母四两　防风四两　附子二枚(炮)

上九味,以水七升,煮取二升,温服七合,日三服。

考点　血痹虚劳病脉证并治第六

【原文】 血痹阴阳俱微,寸口关上微,尺中小紧,外证身体不仁,如风痹状,黄芪桂枝五物汤主之。(2)

黄芪三两　芍药三两　桂枝三两　生姜六两　大枣十二枚

上五味,以水六升,煮取二升,温服七合,日三服(一方有人参)。

【原文】 夫失精家,少腹弦急,阴头寒,目眩(一作目眶痛)发落,脉极虚芤迟,为清谷、亡血、失精。脉得诸芤动微紧,男子失精,女子梦交,桂枝龙骨牡蛎汤主之。(8)

桂枝　芍药　生姜各三两　甘草二两　大枣十二枚　龙骨　牡蛎各三两

上七味,以水七升,煮取三升,分温三服。

考点　肺痿肺痈咳嗽上气病脉证治第七

【原文】 大逆上气,咽喉不利,止逆下气者,麦门冬汤主之。(10)

麦门冬七升　半夏一升　人参二两　甘草二两　粳米三合　大枣十二枚

上六味,以水一斗二升,煮取六升,温服一升,日三夜一服。

【原文】 肺胀,咳而上气,烦躁而喘,脉浮者,心下有水,小青龙加石膏汤主之。(14)

小青龙加石膏汤方(《千金》证治同,外更加胁下痛引缺盆):

麻黄　芍药　桂枝　细辛　甘草　干姜各三两　五味子　半夏各半升　石膏二两

上九味，以水一斗，先煮麻黄，去上沫，内诸药，煮取三升。强人服一升，羸者减之，日三服，小儿服四合。

考点　胸痹心痛短气病脉证治第九

【原文】师曰：夫脉当取太过不及，阳微阴弦，即胸痹而痛，所以然者，责其极虚也。今阳虚知在上焦，所以胸痹、心痛者，以其阴弦故也。(1)

【原文】胸痹之病，喘息咳唾，胸背痛，短气，寸口脉沉而迟，关上小紧数，栝蒌薤白白酒汤主之。(3)

栝蒌实一枚（捣）　薤白半斤　白酒七升

上三味，同煮，取二升，分温再服。

考点　腹满寒疝宿食病脉证治第十

【原文】病腹满，发热十日，脉浮而数，饮食如故，厚朴七物汤主之。(9)

厚朴半斤　甘草三两　大黄三两　大枣十枚　枳实五枚　桂枝二两　生姜五两

上七味，以水一升，煮取四升，温服八合，日三服。呕者加半夏五合，下利去大黄，寒多者加生姜至半斤。

考点　五脏风寒积聚病脉证并治第十一

【原文】肾着之病，其人身体重，腰中冷，如坐水中，形如水状，反不渴，小便自利，饮食如故，病属下焦。身劳汗出，衣（一作表）里冷湿，久久得之，腰以下冷痛，腹重如带五千钱，甘姜苓术汤主之。(16)

甘草二两　白术二两　干姜四两　茯苓四两

上四味，以水五升，煮取三升，分温三服，腰中即温。

考点　痰饮咳嗽病脉证并治第十二

【原文】问曰：四饮何以为异？师曰：其人素盛今瘦，水走肠间，沥沥有声，谓之痰饮；饮后水流在胁下，咳唾引痛，谓之悬饮；饮水流行，归于四肢，当汗出而不汗出，身体疼重，谓之溢饮；咳逆倚息，短气不得卧，其

形如肿，谓之支饮。(2)

【原文】 心下有痰饮，胸胁支满，目眩，苓桂术甘汤主之。(16)

茯苓四两　桂枝三两　白术三两　甘草二两

上四味，以水六升，煮取三升，分温三服，小便则利。

考点　消渴小便不利淋病脉证并治第十三

【原文】 男子消渴，小便反多，以饮一斗，小便一斗，肾气丸主之。(3)

考点　水气病脉证并治第十四

【原文】 师曰：病有风水、有皮水、有正水、有石水、有黄汗。风水，其脉自浮，外证骨节疼痛，恶风；皮水，其脉亦浮，外证胕肿，按之没指，不恶风，其腹如鼓，不渴，当发其汗；正水，其脉沉迟，外证自喘；石水，其脉自沉，外证腹满不喘；黄汗，其脉沉迟，身发热，胸满，四肢头面肿，久不愈，必致痈脓。(1)

【原文】 师曰：诸有水者，腰以下肿，当利小便；腰以上肿，当发汗乃愈。(18)

【原文】 风水恶风，一身悉肿，脉浮不渴，续自汗出，无大热，越婢汤主之。(23)

考点　黄疸病脉证并治第十五

【原文】 寸口脉浮而缓，浮则为风，缓则为痹，痹非中风，四肢苦烦，脾色必黄，瘀热以行。

考点　呕吐哕下利病脉证治第十七

【原文】 呕而肠鸣，心下痞者，半夏泻心汤主之。(10)

考点　妇人妊娠病脉证并治第二十

【原文】 妇人宿有癥病，经断未及三月，而得漏下不止，胎动在脐上者，为癥痼害。妊娠六月动者，前三月经水利时，胎也。下血者，后断三月，衃也。所以血不止者，其癥不去故也。当下其癥，桂枝茯苓丸主之。(2)

【原文】 妇人怀妊，腹中绞痛，当归芍药散主之。(5)

考点 妇人产后病脉证治第二十一

【原文】问曰：新产妇人有三病，一者病痉，二者病郁冒，三者大便难，何谓也？师曰：新产血虚，多出汗，喜中风，故令病痉；亡血复汗，寒多，故令郁冒；亡津液，胃燥，故大便难。(1)

考点 妇人杂病脉证并治第二十二

【原文】妇人咽中如有炙脔，半夏厚朴汤主之。(5)

【原文】妇人脏躁，喜悲伤欲哭，象如神灵所作，数欠伸，甘麦大枣汤主之。(6)

第四单元　温病学

考点 温热论

【原文】温邪上受，首先犯肺，逆传心包。肺主气属卫，心主血属营，辨营卫气血虽与伤寒同，若论治法则与伤寒大异也。(1)

【原文】盖伤寒之邪留恋在表，然后化热入里，温邪则热变最速，未传心包，邪尚在肺，肺主气，其合皮毛，故云在表。在表初用辛凉轻剂。挟风则加入薄荷、牛蒡子之属，挟湿加芦根、滑石之流。或透风于热外，或渗湿于热下，不与热相搏，势必孤矣。(2)

【原文】不尔，风挟温热而燥生，清窍必干，为水主之气不能上荣，两阳相劫也。湿与温合，蒸郁而蒙蔽于上，清窍为之壅塞，浊邪害清也。其病有类伤寒，其验之之法，伤寒多有变证，温热虽久，在一经不移，以此为辨。(3)

【原文】前言辛凉散风，甘淡驱湿，若病仍不解，是渐欲入营也。营分受热，则血液受劫，心神不安，夜甚无寐，或斑点隐隐，即撤去气药。如从风热陷入者，用犀角、竹叶之属；如从湿热陷入者，犀角、花露之品，参入

凉血清热方中。若加烦躁，大便不通，金汁亦可加入，老年或平素有寒者，以人中黄代之，急急透斑为要。(4)

【原文】若斑出热不解者，胃津亡也。主以甘寒，重则如玉女煎，轻则如梨皮、蔗浆之属。或其人肾水素亏，虽未及下焦，先自彷徨矣。必验之于舌，如甘寒之中加入咸寒，务在先安未受邪之地，恐其陷入易易耳。(5)

【原文】若其邪始终在气分流连者，可冀其战汗透邪，法宜益胃，令邪与汗并，热达腠开，邪从汗出。解后胃气空虚，当肤冷一昼夜，待气还自温暖如常矣。盖战汗而解，邪退正虚，阳从汗泄，故渐肤冷，未必即成脱证。此时宜令病者安舒静卧，以养阳气来复，旁人切勿惊惶，频频呼唤，扰其元神，使其烦躁。但诊其脉，若虚软和缓，虽倦卧不语，汗出肤冷，却非脱证；若脉急疾，躁扰不卧，肤冷汗出，便为气脱之证矣。更有邪盛正虚，不能一战而解，停一二日再战汗而愈者，不可不知。(6)

【原文】再论气病有不传血分，而邪留三焦，亦如伤寒中少阳病也。彼则和解表里之半，此则分消上下之势，随证变法，如近时杏、朴、苓等类，或如温胆汤之走泄。因其仍在气分，犹可望其战汗之门户，转疟之机括。(7)

【原文】大凡看法，卫之后方言气，营之后方言血。在卫汗之可也，到气才可清气，入营犹可透热转气，如犀角、玄参、羚羊角等物，入血就恐耗血动血，直须凉血散血，如生地、丹皮、阿胶、赤芍等物。否则，前后不循缓急之法，虑其动手便错，反致慌张矣。(8)

【原文】且吾吴湿邪害人最广，如面色白者，须要顾其阳气，湿胜则阳微也，法应清凉，然到十分之六七，即不可过于寒凉，恐成功反弃，何以故耶？湿热一去，阳亦衰微也；面色苍者，须要顾其津液，清凉到十分之六七，往往热减身寒者，不可就云虚寒，而投补剂，恐炉烟虽熄，灰中有火也，须细察精详，方少少与之，慎不可直率而往也。又有酒客里湿素盛，外邪入里，里湿为合。在阳旺之躯，胃湿恒多，在阴盛之体，脾湿亦不少，然其化热则一。热病救阴犹易，通阳最难，救阴不在血，而在津与汗，通阳不在温，而在利小便，然较之杂证，则有不同也。(9)

【原文】再论三焦不得从外解，必致成里结。里结于何，在阳明胃与肠也。亦须用下法，不可以气血之分，就不可下也。但伤寒邪热在里，劫烁津液，下之宜猛；此多湿邪内搏，下之宜轻。伤寒大便溏为邪已尽，不可再下；湿温病大便溏为邪未尽，必大便硬，慎不可再攻也，以粪燥为无湿矣。(10)

考点 湿热病篇

【原文】湿热证，始恶寒，后但热不寒，汗出胸痞，舌白，口渴不引饮。(1)

【原文】湿热证，恶寒无汗，身重头痛，湿在表分。宜藿香、香薷、羌活、苍术皮、薄荷、牛蒡子等味。头不痛者，去羌活。(2)

【原文】湿热证，恶寒发热，身重，关节疼痛，湿在肌肉，不为汗解。宜滑石、大豆黄卷、茯苓皮、苍术皮、藿香叶、鲜荷叶、白通草、桔梗等味。不恶寒者，去苍术皮。(3)

【原文】湿热证，寒热如疟，湿热阻遏膜原，宜柴胡、厚朴、槟榔、草果、藿香、苍术、半夏、干菖蒲、六一散等味。(8)

【原文】湿热证，数日后脘中微闷，知饥不食，湿邪蒙绕三焦。宜藿香叶、薄荷叶、鲜荷叶、枇杷叶、佩兰叶、芦尖、冬瓜仁等味。(9)

【原文】湿热证，初起发热，汗出胸痞，口渴舌白，湿伏中焦。宜藿梗、蔻仁、杏仁、枳壳、桔梗、郁金、苍术、厚朴、草果、半夏、干菖蒲、佩兰叶、六一散等味。(10)

【原文】湿热证，舌根白，舌尖红，湿渐化热，余湿犹滞。宜辛泄佐清热，如蔻仁、半夏、干菖蒲、大豆黄卷、连翘、绿豆衣、六一散等味。(13)

考点 温病条辨

【原文】温病者：有风温、有温热、有温疫、有温毒、有暑温、有湿温、有秋燥、有冬温、有温疟。(上焦1条)

【原文】太阴风温、温热、温疫、冬温，初起恶风寒者，桂枝汤主之；但热不恶寒而渴者，辛凉平剂银翘散主

之。温毒、暑温、湿温、温疟，不在此例。（上焦4条）

【原文】太阴温病，血从上溢者，犀角地黄汤合银翘散主之。有中焦病者，以中焦法治之。若吐粉红血水者，死不治；血从上溢，脉七、八至以上，面色黑者，死不治；可用清络育阴法。（上焦11条）

【原文】太阴温病，寸脉大，舌绛而干，法当渴，今反不渴者，热在营中也，清营汤去黄连主之。（上焦15条）

【原文】邪入心包，舌蹇肢厥，牛黄丸主之，紫雪丹亦主之。（上焦17条）

【原文】头痛恶寒，身重疼痛，舌白不渴，脉弦细而濡，面色淡黄，胸闷不饥，午后身热，状若阴虚，病难速已，名曰湿温，汗之则神昏耳聋，甚则目瞑不欲言；下之则洞泄；润之则病深不解。长夏深秋冬日同法，三仁汤主之。（上焦43条）

【原文】面目俱赤，语声重浊，呼吸俱粗，大便闭，小便涩，舌苔老黄，甚则黑有芒刺，但恶热，不恶寒，日晡益甚者，传至中焦，阳明温病也。脉浮洪躁甚者，白虎汤主之；脉沉数有力，甚则脉体反小而实者，大承气汤主之。暑温、湿温、温疟，不在此例。（中焦1条）

【原文】阳明温病，下之不通，其证有五：应下失下，正虚不能运药，不运药者死，新加黄龙汤主之。喘促不宁，痰涎壅滞，右寸实大，肺气不降者，宣白承气汤主之。左尺牢坚，小便赤痛，时烦渴甚，导赤承气汤主之。邪闭心包，神昏舌短，内窍不通，饮不解渴者，牛黄承气汤主之。津液不足，无水舟停者，间服增液，再不下者，增液承气汤主之。（中焦17条）

【原文】阳明温病，无汗，实证未剧，不可下。小便不利者，甘苦合化，冬地三黄汤主之。（中焦29条）

【原文】风温、温热、温疫、温毒、冬温，邪在阳明久羁，或已下，或未下，身热面赤，口干舌燥，甚则齿黑唇裂，脉沉实者，仍可下之；脉虚大，手足心热甚于手足背者，加减复脉汤主之。（下焦1条）

【原文】少阴温病，真阴欲竭，壮火复炽，心中烦，不得卧者，黄连阿胶汤主之。（下焦11条）

【原文】夜热早凉，热退无汗，热自阴来者，青蒿鳖甲汤主之。（下焦12条）

【原文】治外感如将（兵贵神速，机圆法活，去邪务尽，善后务细，盖早平一日，则人少受一日之害）；治内伤如相（坐镇从容，神机默运，无功可言，无德可见，而人登寿域）。治上焦如羽（非轻不举）；治中焦如衡（非平不安）；治下焦如权（非重不沉）。